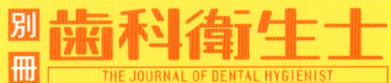

かんたんレッスンで
見てわかる！実習できる！

診査・スケーリング テクニック

福田知恵子・金子菜美江　著

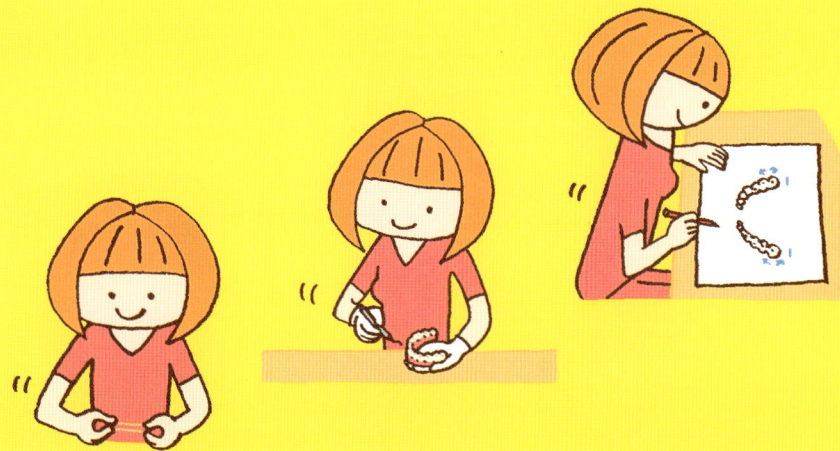

クインテッセンス出版株式会社

クインテッセンス出版の書籍・雑誌は、歯学書専用通販サイト『歯学書.COM』にてご購入いただけます。

PCからのアクセスは…
歯学書 検索

携帯電話からのアクセスは…
QRコードからモバイルサイトへ

発刊にあたって

　技術研修をさせていただく際、歯科衛生士の皆様に必ずお話しすることがあります。それは「できない」「苦手」と"思わない"ことです。不安な気持ちがよぎったら、「私は人より時間がかかるだけ」「やればできる」「できるようになる」と思ってほしいのです。私は左利きで、日常的に苦手なことが多くあります。特に学生時代、右手でインスツルメンテーションを学び始めたとき、ワクワク感よりも不安な気持ちが大きかったことを思い出します。苦手を克服した私だからこそ、皆様の不安な気持ちに共感してアドバイスできるのではないかと思っています。

　数年前、海外支援活動の一環として、歯科衛生士の方への技術研修をする経験をさせていただきました。その時は思うように言葉が通じない環境でしたが、基礎知識をシンプルにお話することで理解が深まること、基礎が大切なことを強く感じました。また、全国各地で基礎技術の研修をさせていただく中で、歯科衛生士から「主要都市でないと研修がなかなか受けられない」「自己流を見直したいけどどうやったらよいかわからない」などご相談を多くいただき、私にできることは何だろうと考えるようになりました。そして、一人でも学べて繰り返し使えるドリル、また院内研修で学べるような基本をおさえた教材を作りたいという思いが強くなりました。

　今回、本書共同執筆者の金子菜美江と出会い、本書発刊に至ることができました。基礎知識・技術は何年経っても変わらず、それは歯科衛生士として素敵な花を咲かせるための土壌・根のようなもの、新たな知識や技術を学ぶ土台になるようなものです。本書を開いていただいた歯科衛生士の方々とともに、この本が育っていってくれたら幸いです。また、本書を通じて、皆様とどこかでお会いできることを願っております。

　本書を執筆するにあたり、お世話になった皆様にこの場を借りて、お礼申しあげます。皆様の力なくして、まとめることはできませんでした。ありがとうございました。

福田　知恵子

2013年1月

本書の学び方

How to learn?

学び方は人それぞれ、好きな方法を選んでください。

パターン1
好きなところから読む

 読んだら印をつけましょう。
気ままに学ぼう！

パターン2
力だめし

自分のインスツルメントの
理解はどれくらい？
CHAPTER Ⅰ～Ⅲにある
「この章で覚えておきたいこと」にTry!!
自信のなかった項目を中心に
読んでみましょう。

パターン3
まずは実践!!

DVDから見てみましょう。
DVD Lessonを実践してから
その章を読んでみましょう。

パターン4
新人研修に

新スタッフが入ったら
スキルのテキスト本としてご活用ください。
CHAPTER Ⅰ～Ⅲの
「この章で覚えておきたいこと」
をクリアしたら次のCHAPTERへ
進みましょう。

パターン5
参考書代わりに

後輩を指導するときの
参考書代わりに
活用してください。

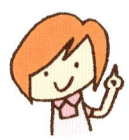 **あなたはどのパターン？**

本書はベーシックな知識を理解できるよう、作成しました。
活用方法は自由です。いろいろな場面でご活用ください。

How to use? 本書の使い方

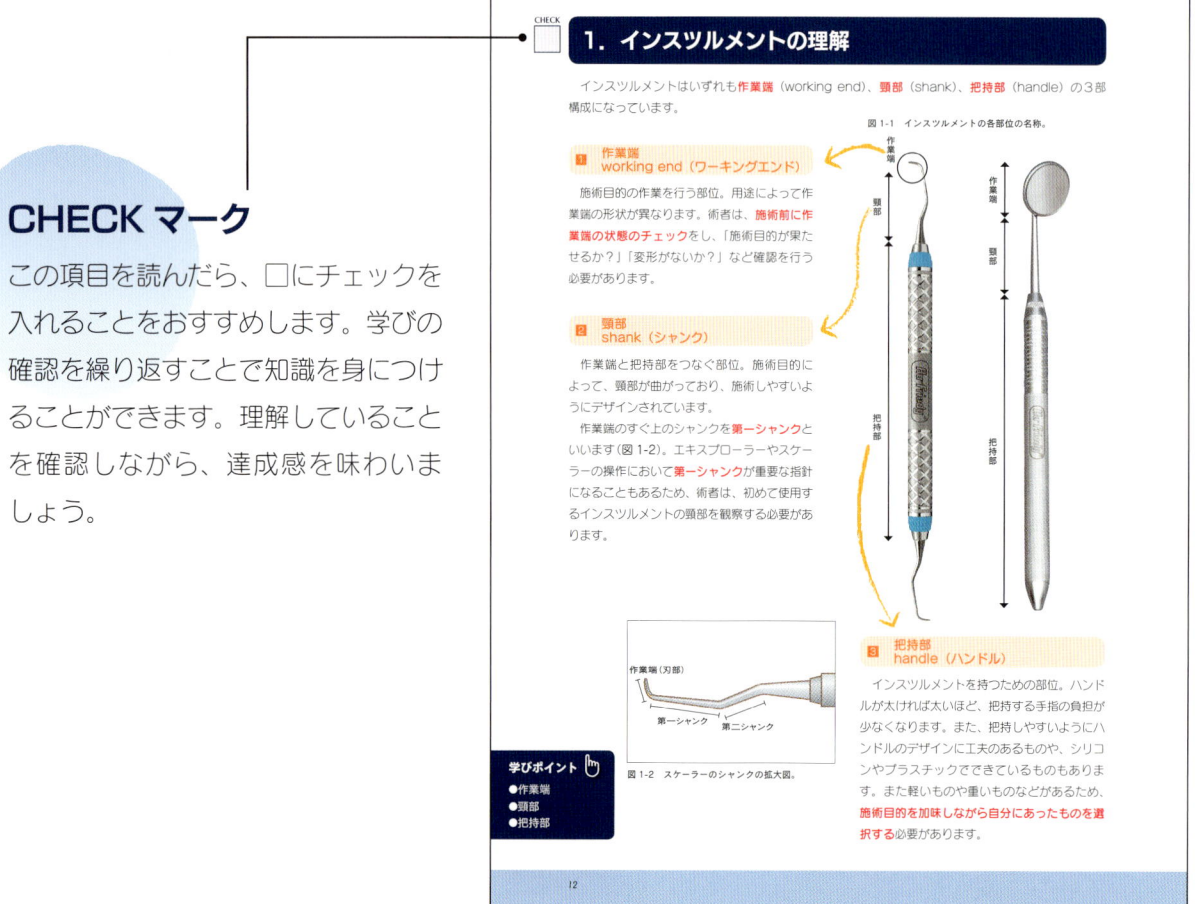

CHECK マーク

この項目を読んだら、□にチェックを入れることをおすすめします。学びの確認を繰り返すことで知識を身につけることができます。理解していることを確認しながら、達成感を味わいましょう。

 ### DVD の活用について

個人で学習する場合

自由に好きなところから見て、実践してみましょう。

歯科医院で院内研修に

Lesson ごとに、平均2〜5分程度に編集しています。院内研修などで、歯科衛生士スタッフ全員で動画を見ながら研修にご活用ください。

この章で覚えておきたいこと

「この章で覚えておきたいこと」で学びの復習ができます。
これはテストではありません。知識の確認を自分でできるようにしました。どうぞご活用ください。

達成度

「この章で覚えておきたいこと」を実際にやってみて、自分の手応えを％に表して○印をつけてください。少しずつステップアップできるよう自己評価が100％になるまで繰り返しましょう。

参照ページ

わからないと思ったら、それぞれの参照ページを読み直してみましょう。

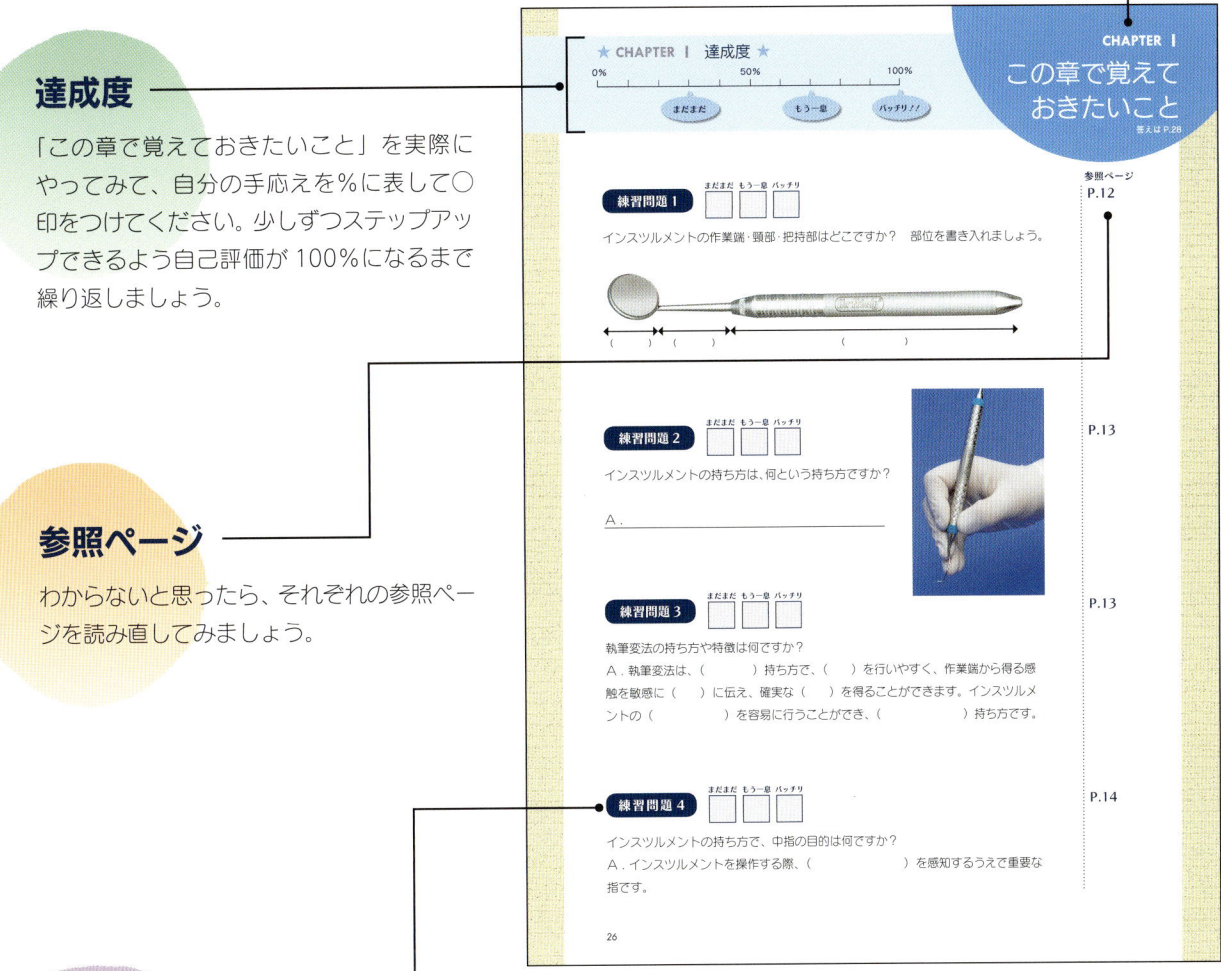

練習問題

練習問題を解いてみて、自分に近い手応えをチェックしましょう。
たとえば、

まったく不安なく解答できたら ☑バッチリ ……… ☑バッチリ は自信をもちましょう！

「こうだったかな？」と少し疑問に思いながら解答したら ☑もう一息 ……… ☑もう一息 であれば、今一度読み返してみましょう。

すっかりわからなかったら ☑まだまだ ……… ☑まだまだ であれば、焦らず復習しましょう。

おすすめは、「**もう一息**」を「**バッチリ**」にしてから、「**まだまだ**」の項目に取りかかるといいでしょう。
わからなかったことへの焦りは禁物です。

Contents
目次

CHAPTER I　インスツルメンテーション その前に学ぼう共通事項

1. インスツルメントの理解 …………………………………………………………… 12
2. インスツルメントの持ち方 ………………………………………………………… 13
3. 指の役割 ……………………………………………………………………………… 14
4. 固定のとり方 ………………………………………………………………………… 20
5. 適切な施術姿勢・位置にするためのポイント …………………………………… 22

Chapter I　この章で覚えておきたいこと ……………………………………………… 26

CHAPTER II　診査インスツルメントの使い方をマスターしよう

1. デンタルミラー ……………………………………………………………………… 30
2. デンタルプローブ …………………………………………………………………… 32
3. エキスプローラー（探針） ………………………………………………………… 39
4. 診査が行われる場面 ………………………………………………………………… 45

Chapter II　この章で覚えておきたいこと ……………………………………………… 46

CHAPTER III　スケーラーの選び方、使い方をマスターしよう

1. スケーラーの基本機能 ……………………………………………………………… 52
2. スケーラーの種類 …………………………………………………………………… 52
3. スケーラーの基本構造 ……………………………………………………………… 53
4. スケーラーと歯軸と歯面の角度の関係 …………………………………………… 57

5．各スケーラーの特徴 ……………………………………………………………………… 59
　　5-1：シックルスケーラー ……………………………………………………………… 59
　　5-2：キュレットスケーラー …………………………………………………………… 62
　　　　5-2-1：ユニバーサルキュレットスケーラー ……………………………………… 62
　　　　5-2-2：グレーシーキュレットスケーラー ………………………………………… 65
6．スケーラーの選択のしかた ……………………………………………………………… 71
Chapter Ⅲ　この章で覚えておきたいこと ……………………………………………… 72

CHAPTER Ⅳ　インスツルメンテーションの基本操作

1．インスツルメンテーションの基本操作の種類 ………………………………………… 78
2．ストローク運動 …………………………………………………………………………… 80
　　2-1：手首前腕運動 ……………………………………………………………………… 80
　　2-2：デジタル運動（指の屈伸運動） …………………………………………………… 82
3．歯面に沿わせる動き ……………………………………………………………………… 83
　　3-1：ピボット運動 ……………………………………………………………………… 83
　　3-2：回転運動 …………………………………………………………………………… 84
4．側方圧 ……………………………………………………………………………………… 85

CHAPTER Ⅴ　ストローク方程式

1．プロービングストローク ………………………………………………………………… 94
2．探知ストローク（エキスプローリング） ……………………………………………… 94
3．スケーリングストローク ………………………………………………………………… 94

Contents
目次

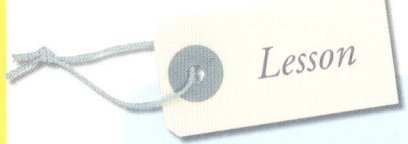

インスツルメントを持ってみよう！①執筆変法の持ち方	15 DVD
インスツルメントを持ってみよう！②持ち方のポイント	16 DVD
インスツルメントを持ってみよう！③ハンドルの位置	17 DVD
執筆変法練習用グローブを作成してみよう！	18 DVD
適切な施術姿勢、位置の確認	24
プローブの特徴と写真の組み合わせを考えてみよう！　デンタルプローブの種類	33
インスツルメンテーションの基本の動かし方を確認してみよう！	78 DVD
ストローク運動の練習	87 DVD
歯面に沿わせる動きの練習	89 DVD
側方圧の練習	91 DVD
プロービングストロークの練習	95 DVD
探知ストロークの練習①	97 DVD
探知ストロークの練習②	99 DVD
スケーリングストロークの練習	101 DVD

DVD……DVDと連動したLessonになります

許諾を受けずにDVDを複製、レンタル（有償・無償を問わず）することは法律で禁止されています。

CHAPTER 1

インスツルメンテーション その前に学ぼう共通事項

施術で必ず使用するインスツルメント（= an instrument：器具）を知らずして、インスツルメンテーション（= instrumentation：器具の使用）技術力の向上は期待できません。どのインスツルメントにも共通の基本事項を理解し、インスツルメンテーションの技術力向上につなげましょう。

1. インスツルメントの理解

インスツルメントはいずれも作業端（working end）、頸部（shank）、把持部（handle）の3部構成になっています。

1 作業端 working end（ワーキングエンド）

施術目的の作業を行う部位。用途によって作業端の形状が異なります。術者は、**施術前に作業端の状態のチェック**をし、「施術目的が果たせるか？」「変形がないか？」など確認を行う必要があります。

2 頸部 shank（シャンク）

作業端と把持部をつなぐ部位。施術目的によって、頸部が曲がっており、施術しやすいようにデザインされています。

作業端のすぐ上のシャンクを**第一シャンク**といいます（図1-2）。エキスプローラーやスケーラーの操作において**第一シャンク**が重要な指針になることもあるため、術者は、初めて使用するインスツルメントの頸部を観察する必要があります。

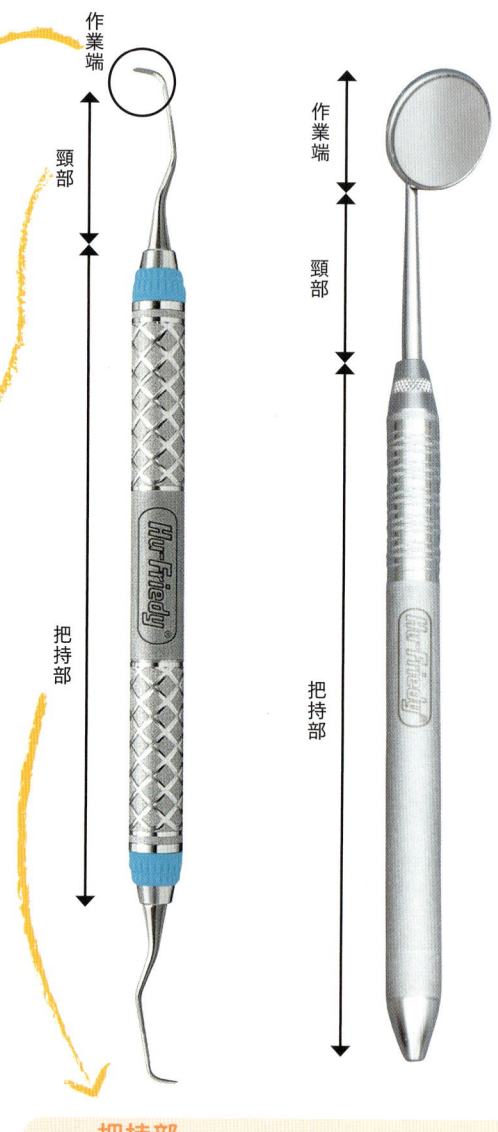

図1-1 インスツルメントの各部位の名称。

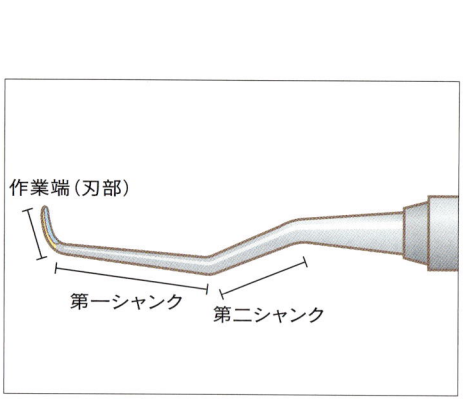

図1-2 スケーラーのシャンクの拡大図。

3 把持部 handle（ハンドル）

インスツルメントを持つための部位。ハンドルが太ければ太いほど、把持する手指の負担が少なくなります。また、把持しやすいようにハンドルのデザインに工夫のあるものや、シリコンやプラスチックでできているものもあります。また軽いものや重いものなどがあるため、**施術目的を加味しながら自分にあったものを選択する**必要があります。

学びポイント
- 作業端
- 頸部
- 把持部

2. インスツルメントの持ち方

インスツルメンテーションの基本である「持ち方」をぜひマスターしましょう。写真の持ち方は"**執筆変法**"といいます。

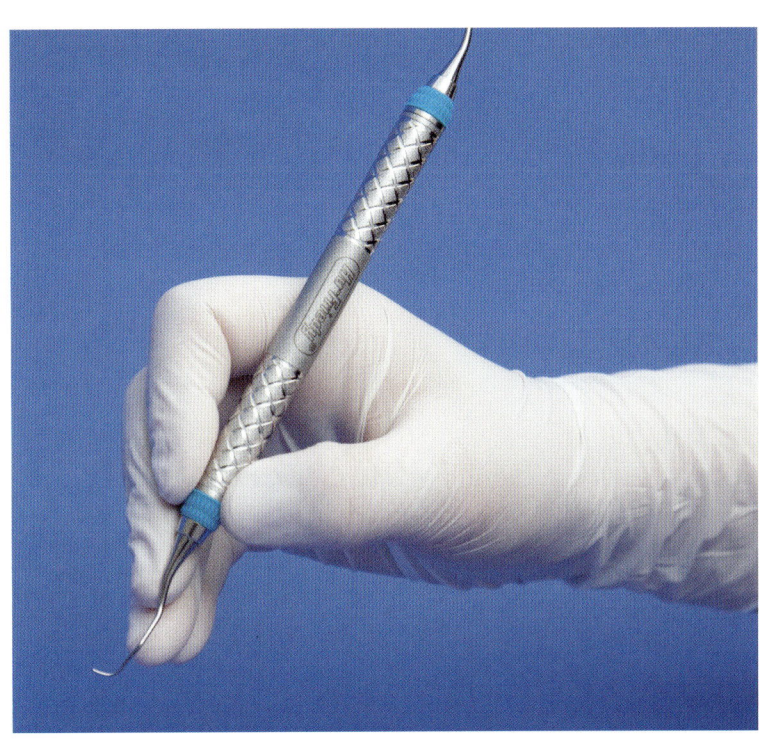

図 1-3a　執筆変法の持ち方（側面から）。

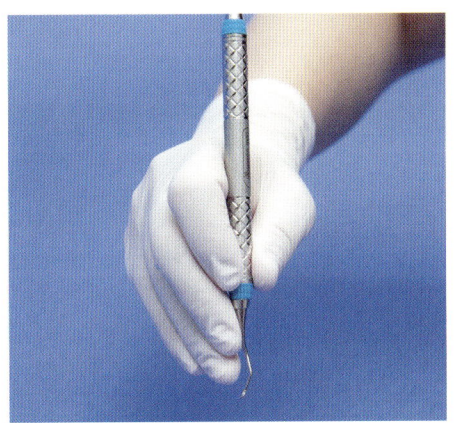

図 1-3b　執筆変法の持ち方（正面から）。

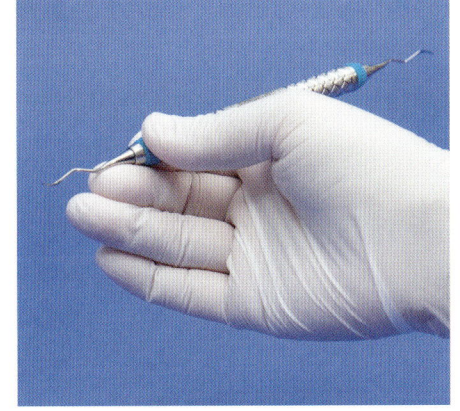

図 1-3c　執筆変法の持ち方（下から）。

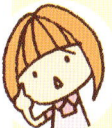

なぜ、執筆変法が良いの？

執筆変法は、**安定した**持ち方で、作業を行いやすく、作業端から得る感触を敏感に**指先**に伝え、確実な支点を得ることができます。また、インスツルメントのコントロールを容易に行うことができ、**疲労感の少ない**持ち方です。

インスツルメンテーションその前に学ぼう共通事項

学びポイント
●執筆変法
●執筆変法の利点

3. 指の役割

指の役割を理解し、操作する際に確認しながら行うようにしましょう。

中指
インスツルメントを操作する際、**作業端からの感触**を感知するうえで重要な指です。

薬指
固定指として大事な指です。中指に沿わせ、**施術を安定**させます。主に指先と指先外側を固定点として使用します。

親指と人差し指
インスツルメントを保持するうえで重要な指です。2本の指だけでインスツルメントを把持できるようにします。

小指
リラックスさせておきます。

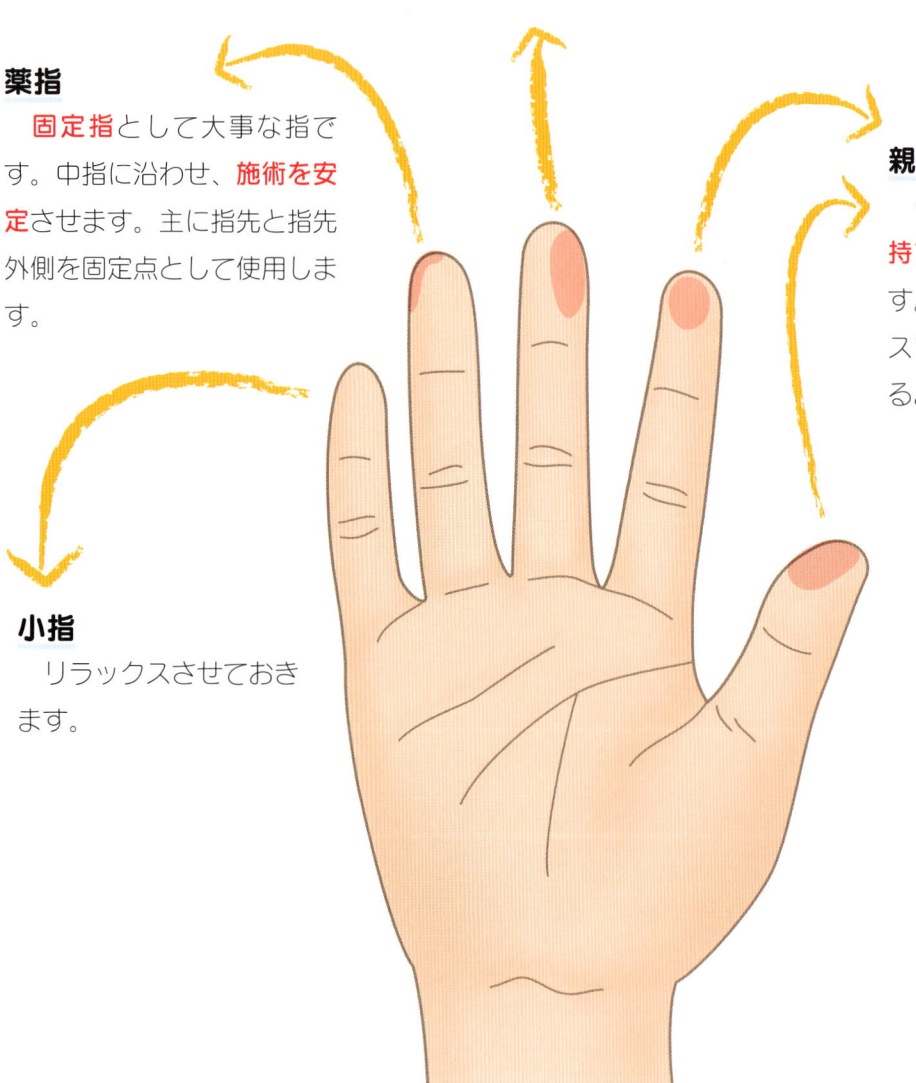

図1-4　各指の目的。

学びポイント
●指の役割の理解

Lesson インスツルメントを持ってみよう！
① 執筆変法の持ち方

Lesson1-1,2

☐ CHECK　鉛筆（ペン）とインスツルメント（スケーラー）を用意してください。
　　　　　DVDを見ながら持ち方を確認してみましょう。

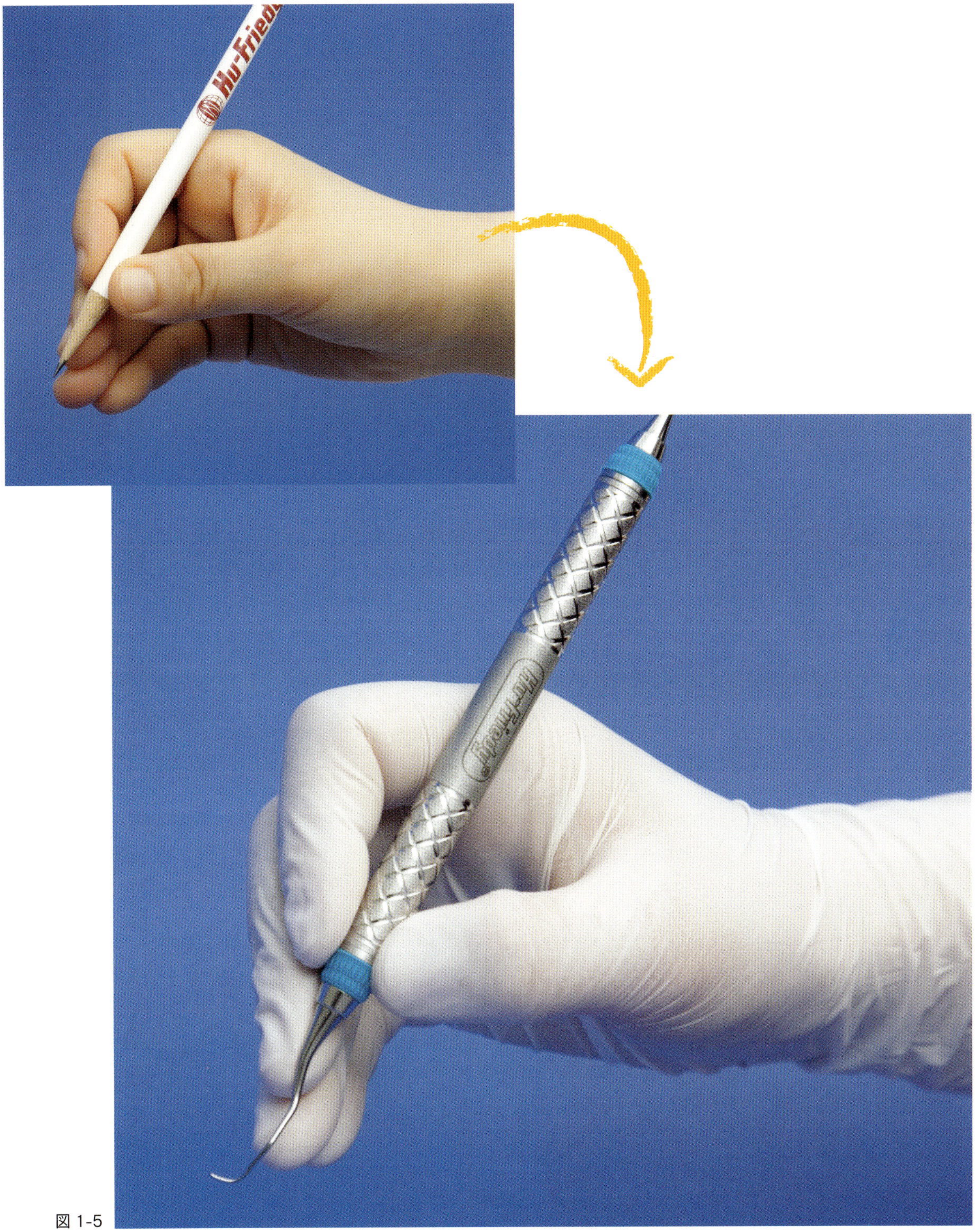

図1-5

インスツルメンテーション その前に学ぼう共通事項

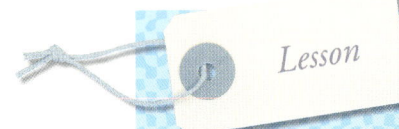

インスツルメントを持ってみよう！
② 持ち方のポイント

Lesson1-3

CHECK　操作しやすいように、指先に力を入れず、**リラックスして把持**します。

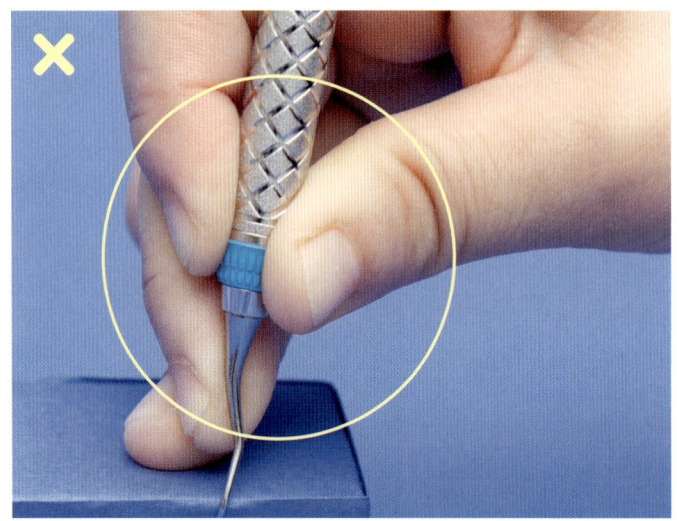

図1-6a　指先が白くなっている状態。

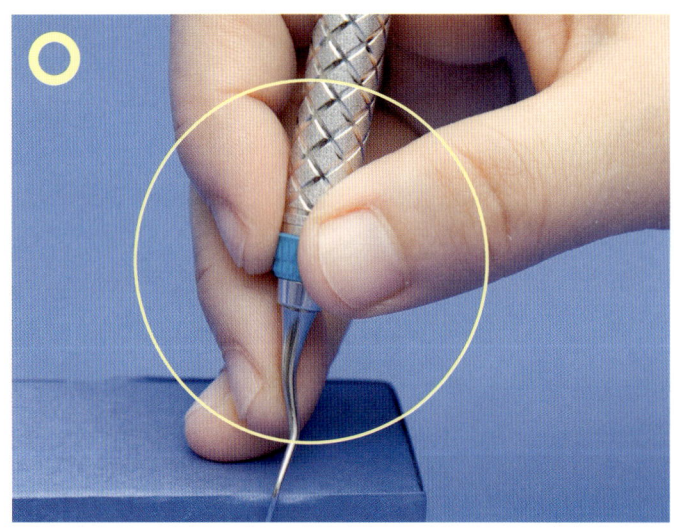

図1-6b　指先が白くなっていない状態。
（指先の力の違いを見るためにグローブを装着していません）

指先が白くなっている＝**指先に力が入っている状態**です。

学びポイント
●指先の力加減

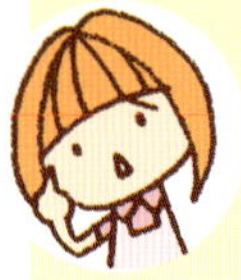

なぜ、指先が白くなってはいけないの？
　指先に力が入っていると、作業端で感じた触感が鈍くなります。スケーリングなどで圧を加えるような操作をする以外は、リラックスして持つことを心がけましょう。

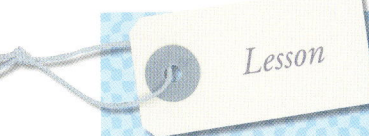

インスツルメントを持ってみよう！
③ハンドルの位置

Lesson1-4

CHECK ハンドルは人差し指の第二関節横から親指の付け根までの範囲で安定させます。図1-7aの赤いラインの範囲が、ハンドルを置くことのできる範囲です。

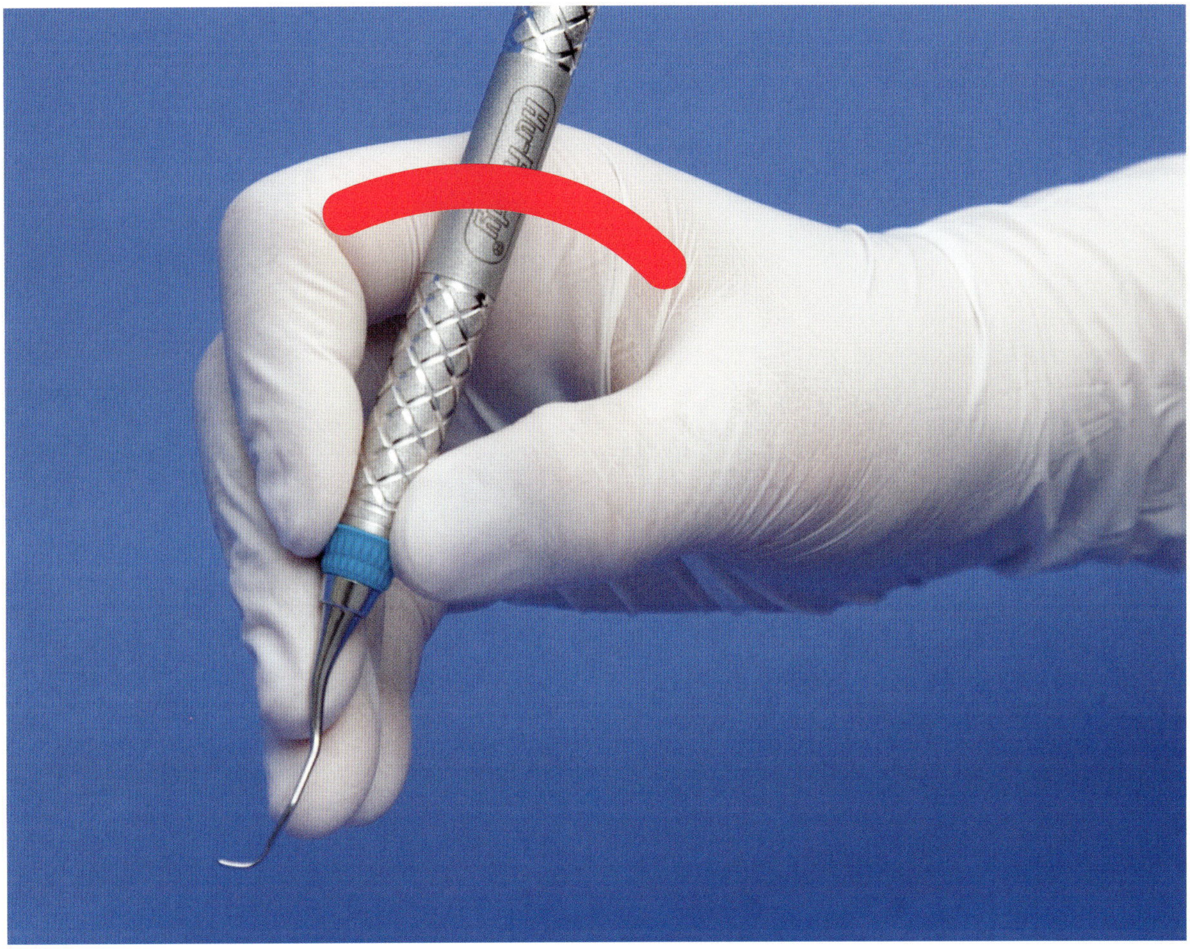

図1-7a　ハンドルを置くことのできる範囲。

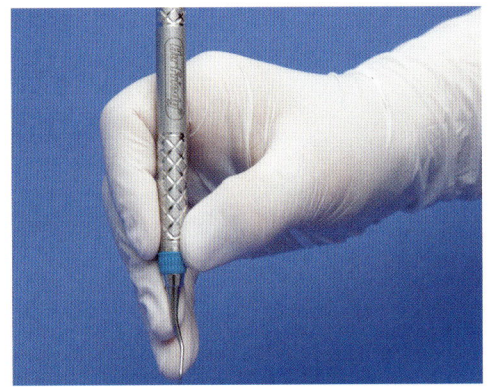

図1-7b　最大左端の位置。

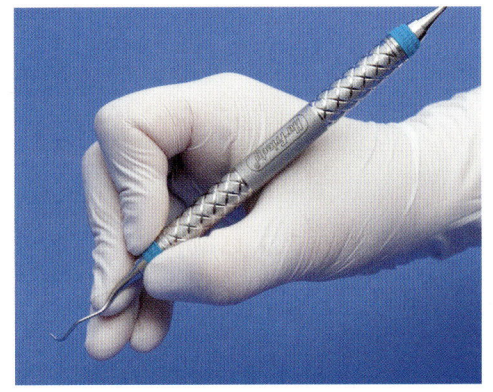

図1-7c　最大右端の位置。

インスツルメンテーション その前に学ぼう共通事項

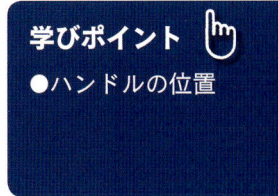

学びポイント
●ハンドルの位置

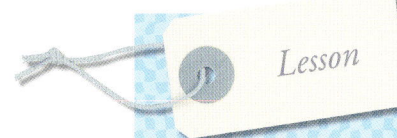

執筆変法練習用グローブを作成してみよう！
執筆変法をマスターしたい人向け

（対象：新人、自己流になっている人）

CHECK　グローブ、インスツルメント（スケーラー）、2色の油性ペンを用意してください。
DVDを見ながら、執筆変法練習用グローブを作成してみましょう！

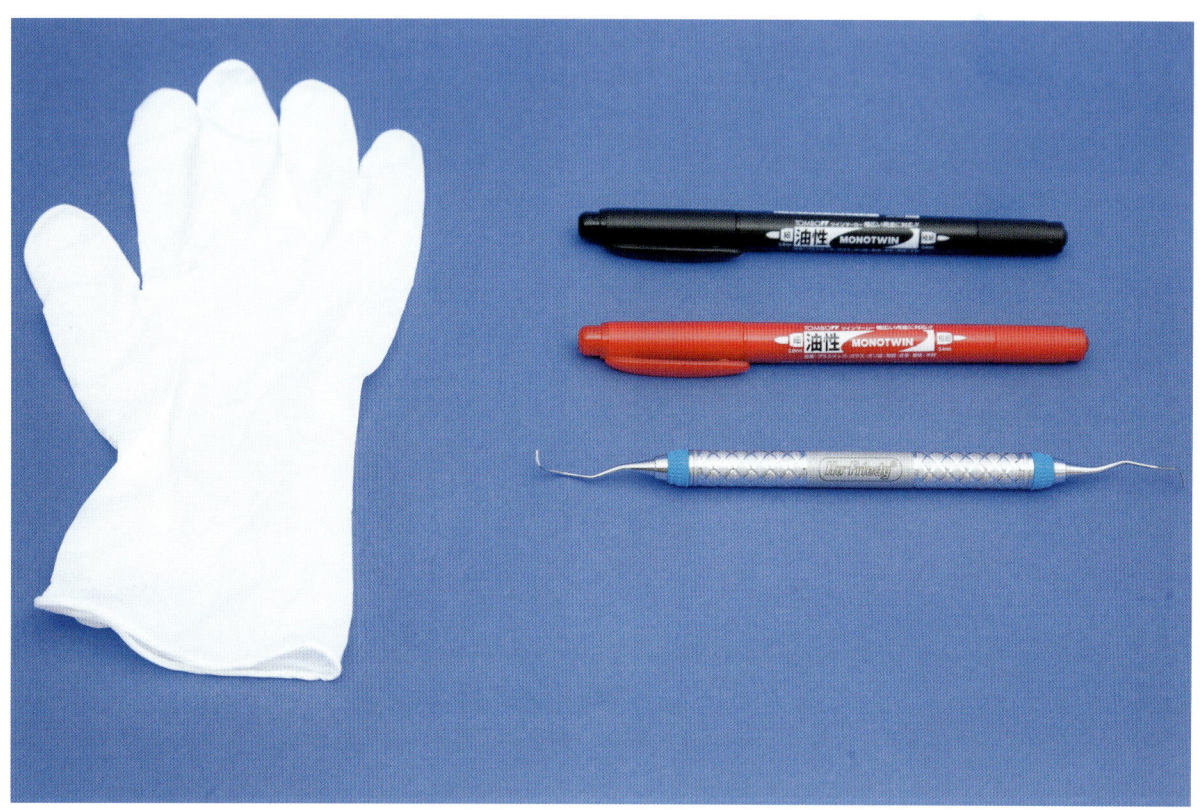

図1-8　準備するもの。

なぜ、執筆変法のレッスンが必要なの？

インスツルメンテーションの基本中の基本である執筆変法を自己流に変化させてしまうことにより、施術が安定せず、結果が出る施術を行うことが難しくなります。各自ベストな持ち方の練習用グローブを作成することにより、いつでも自分の基本の持ち方を確認することができます。すでに癖がある方には、とくにおすすめです。

18

グローブの完成！

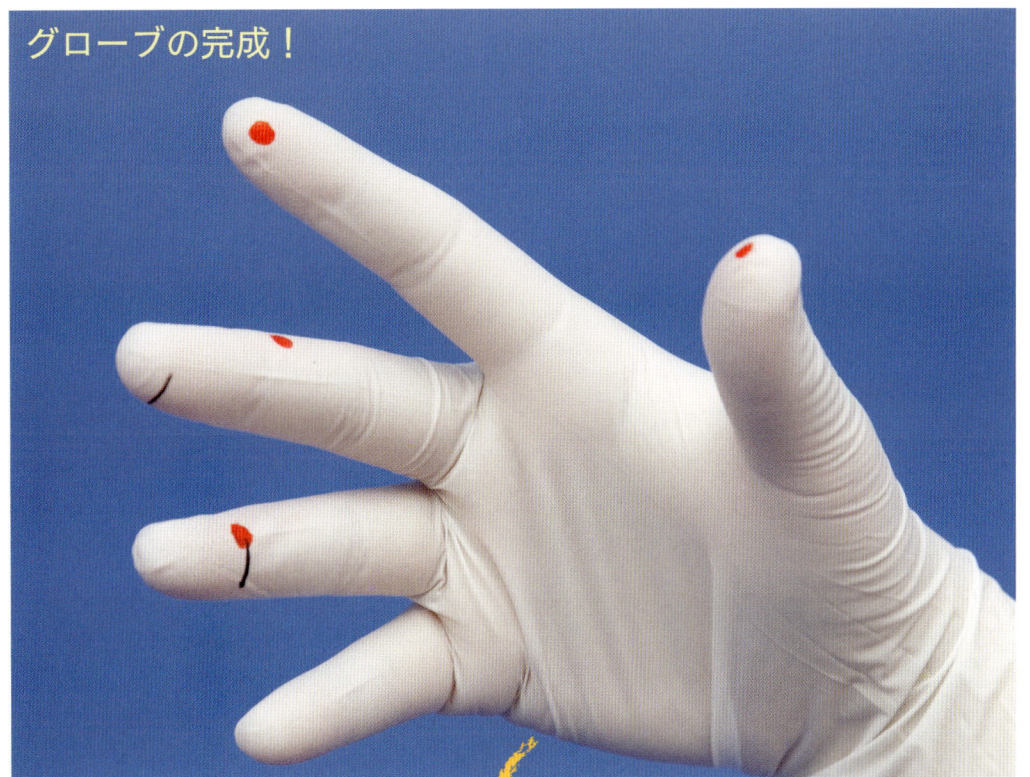

図1-9a

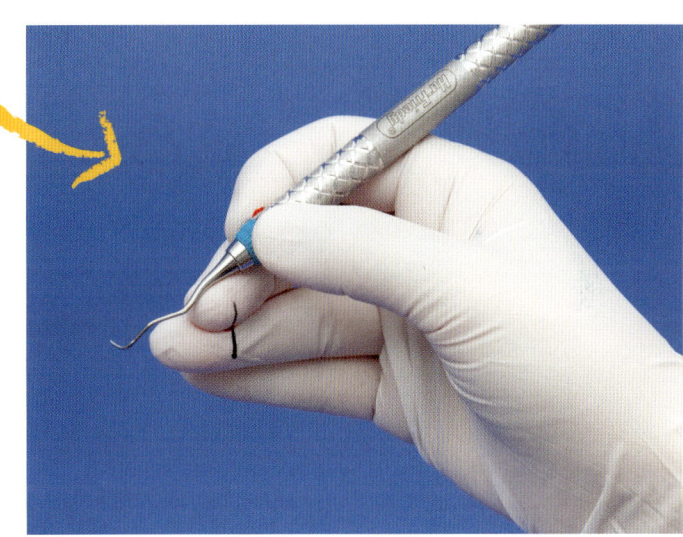

図1-9b

時々このグローブを装着して、執筆変法を確認しましょう。

指の役割を理解するのにおすすめです

インスツルメンテーション その前に学ぼう共通事項

19

4. 固定のとり方

固定の種類には、「口腔内固定」と「口腔外固定」があります。

● **口腔内固定**

固定は、執筆変法でインスツルメントを持ち、薬指で行います。施術する歯に近い部分（なるべく作業する歯または隣在歯）で固定をとります。**歯の咬頭**に置くと安定しやすいです。

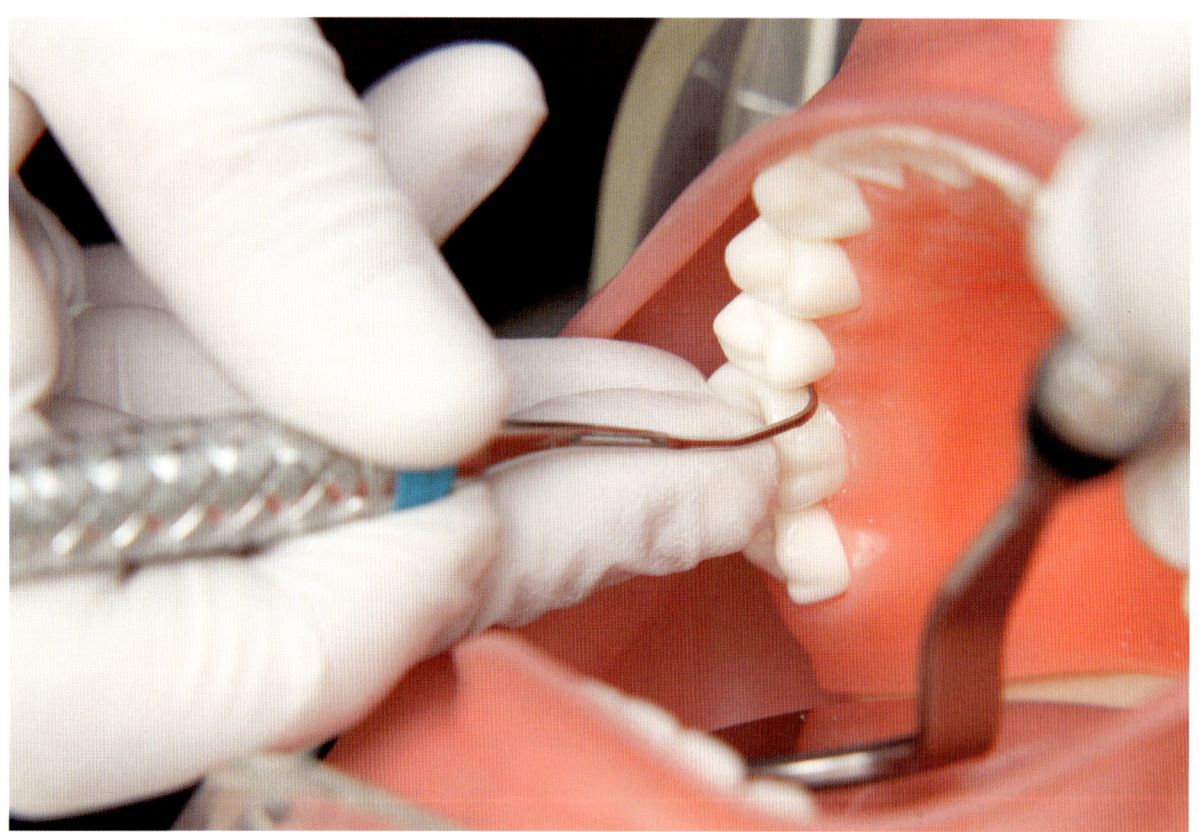

図1-10　口腔内固定。6 近心口蓋側の処置。6 頰側遠心咬頭および 7 頰側咬頭に固定。術者は11時の位置。

なぜ、固定を置く必要があるの？

インスツルメンテーションを指導している際に、固定指を置かずにスケーリングを行っているケースをよく見かけます。固定指を置くことは、**安定した確実な**施術を行ううえでとても重要です。

また、インスツルメンテーションの基本操作は"てこの原理"の「**力点・支点・作用点**」を利用しています。固定指はその施術の支点です。支点を置くことでより効果的な施術を行うことができます。

学びポイント
● 口腔内固定のとり方

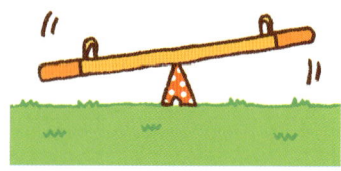

●口腔外固定

患者の口腔外で固定をとります。患者の顎や頬に置きますが、顔に触れるため細心の注意を払います。隣在歯がない場合や固定点が動揺歯であることなど、口腔内固定がとれない場合に使用します。

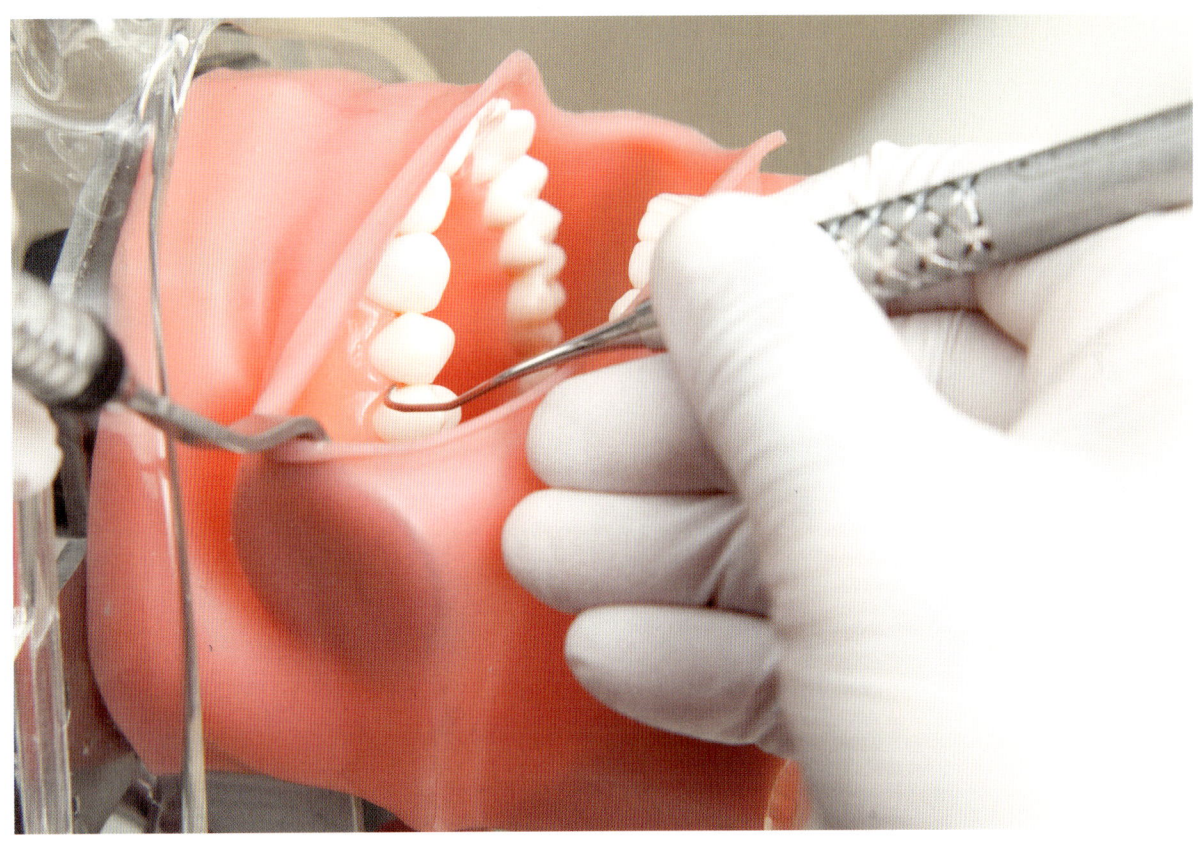

図1-11 口腔外固定。

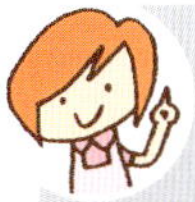

 こんなことってありませんか？？
口腔内固定を練習するときのよくある質問

Q：上顎最後臼歯の施術を行うときに固定が口腔内でとれません。どうしたらよいですか？
A：口腔外固定を選択するのも良いでしょう。しかし、施術位置が適切でなく固定がとれない場合もあります。「固定をとれる場所」を確認し、手首、ひじ、脇が無理のない位置にくるように患者位置、施術位置を調整しましょう（詳細は22ページ）。

Q：固定歯が動揺している歯で口腔外も置きにくい場合はどうしたらよいですか？
A：施術する歯の近くの口腔前庭にロールワッテを2つ重ねて置いてみるか、利き手ではない手の指を口腔前庭に入れて、固定がとれるか調整してみましょう。

学びポイント
●口腔外固定のとり方

インスツルメンテーション その前に学ぼう共通事項

5. 適切な施術姿勢・位置にするためのポイント

適切な施術姿勢・位置で作業を行えることで無理のない安定した施術を行うことができます。
　施術する歯の近い位置に固定をとることで、インスツルメントの操作のコントロールがしやすくなります。施術部位より遠い位置に固定をとると、適切なインスツルメンテーションを行うことが難しくなります。また、直視でのぞきこむのではなくデンタルミラーを活用し、施術姿勢を整えるようにしましょう。

●ポイント
①深くいすに座り、地に足をつける
②術者と施術位置を調整
③背筋を伸ばす
④患者の頭部の向きを変える
⑤ミラーを使う
⑥肩と手首をリラックスさせる
　（脇があきすぎず、しまりすぎない状態）

> 胸の下に手を当て、下の写真のように前腕を前に出し、少し手首を下げた位置に施術位置を持ってくるとGood！

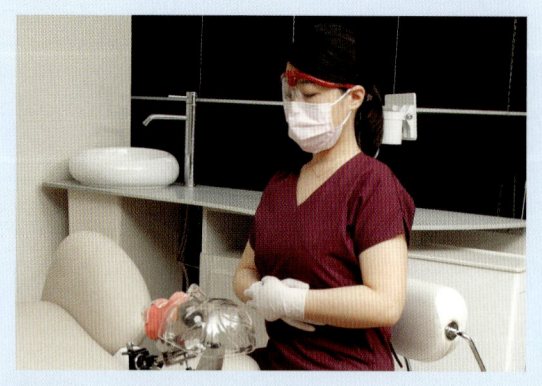
図 1-12a　胸の下に手を当てる。

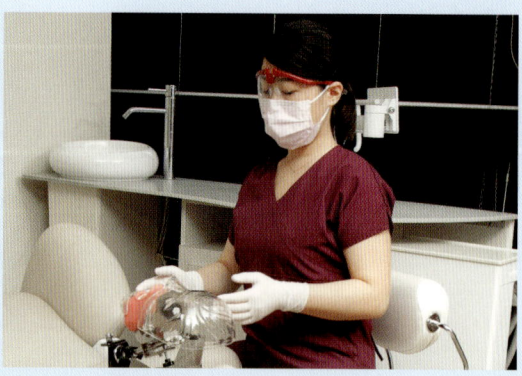
図 1-12b　前腕を前に出す。

学びポイント
●正しい施術姿勢

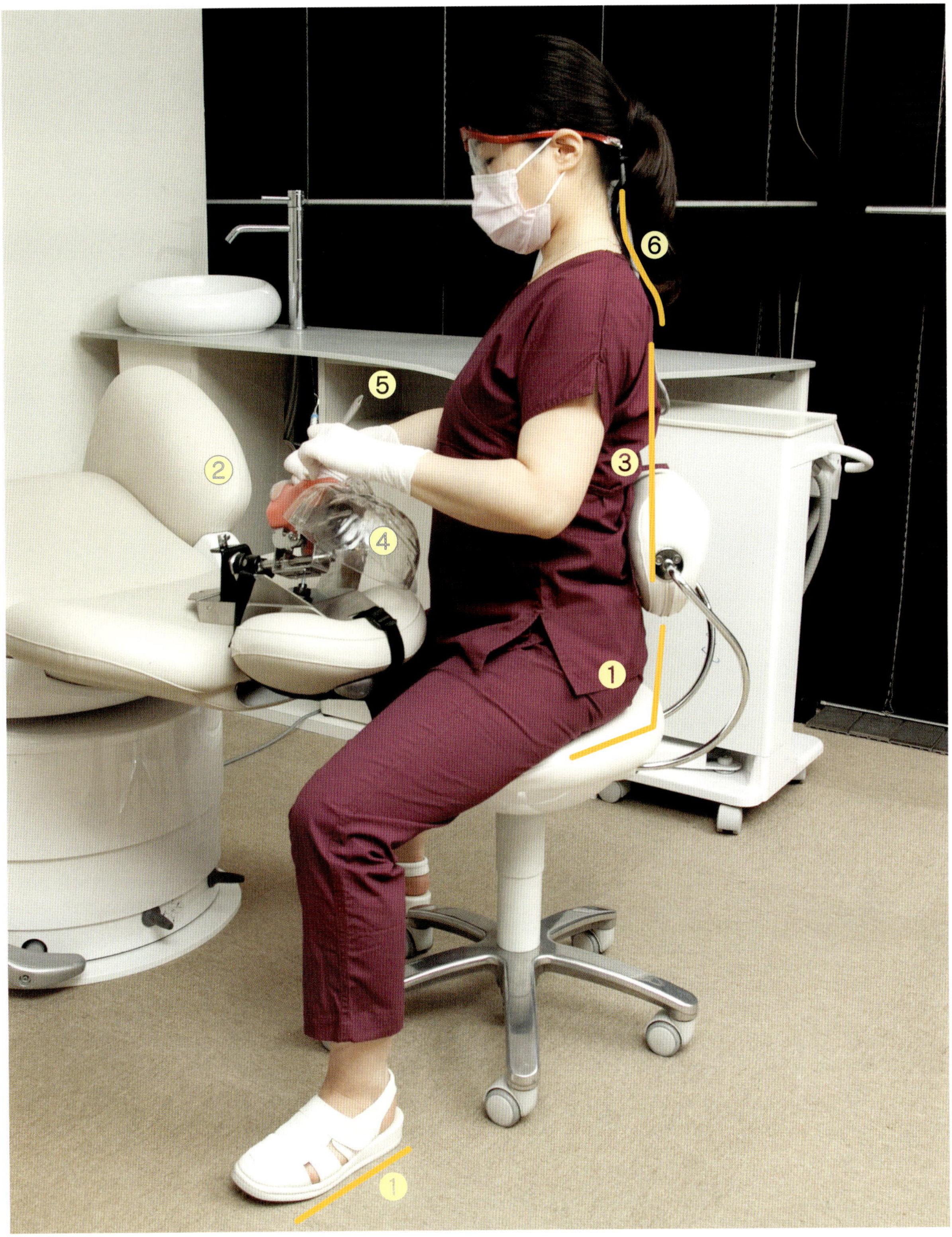

図 1-13　適切な施術姿勢、位置のポイントで導かれた術者の状態。

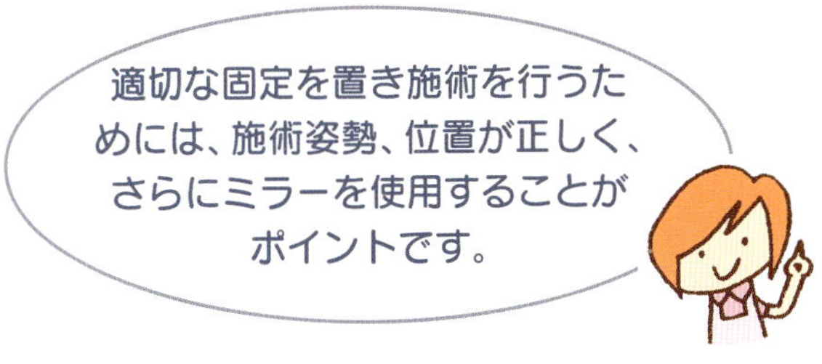

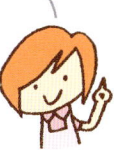

適切な固定を置き施術を行うためには、施術姿勢、位置が正しく、さらにミラーを使用することがポイントです。

インスツルメンテーション その前に学ぼう共通事項

23

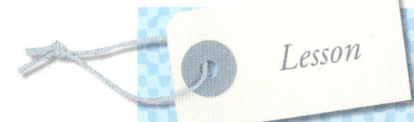

適切な施術姿勢、位置の確認

CHECK 施術姿勢を整えましょう。

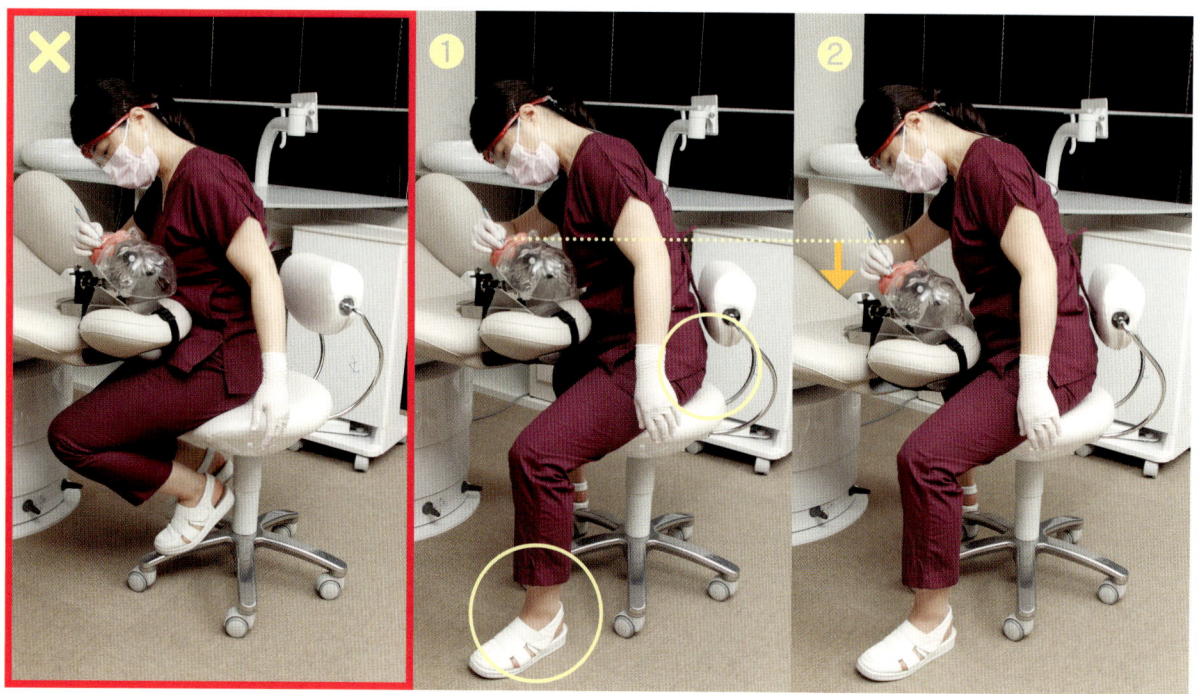

図 1-14　　　　　　　　　　深くいすに座り、地に足をつける。　　術者と施術位置を調整する。

拡大鏡使用時

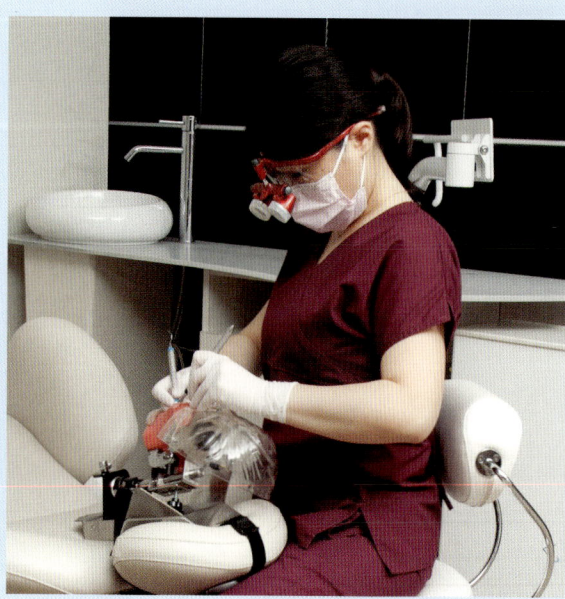

拡大鏡を使用すると、施術部位に焦点を合わせるため、適度な距離を保ちながら施術することが可能になります（＝姿勢が良くなる）。

図 1-15　オプリス双眼ルーペ®（セキムラ）使用。

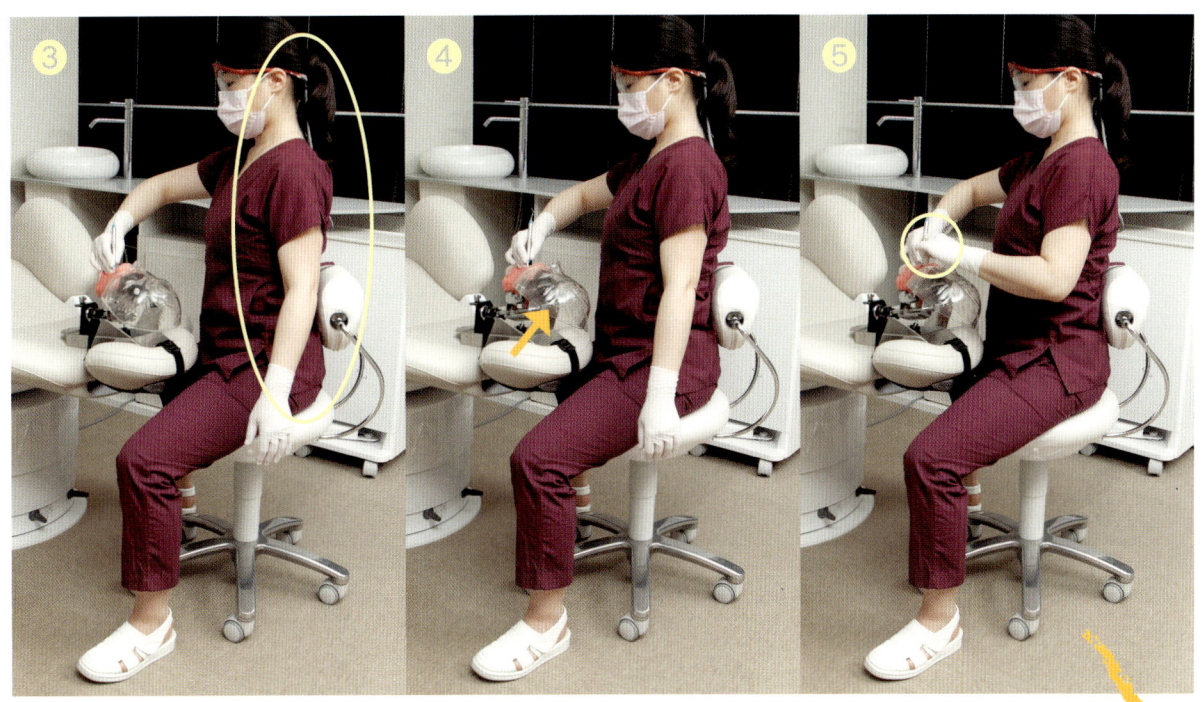

③ 背筋を伸ばす。
（施術部位は見えづらくなる）

④ 患者の頭部の向きを変える。

⑤ ミラーを使い、施術部位を鏡視する。

肩と手首をリラックスさせる（脇があきすぎず、しまりすぎない状態）。

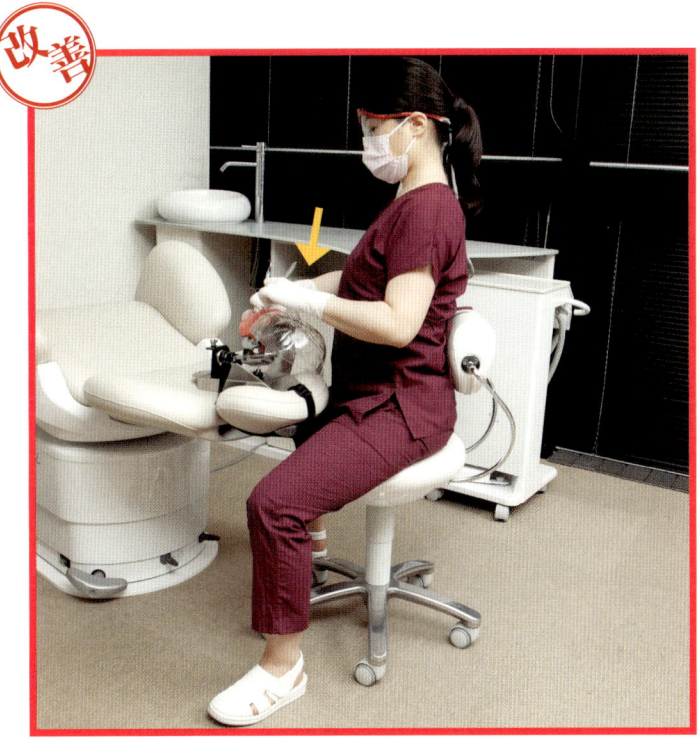

改善

インスツルメンテーション その前に学ぼう共通事項

★ CHAPTER 1 達成度 ★

0%　　　　　　50%　　　　　　100%

まだまだ　　　もう一息　　　バッチリ！！

CHAPTER 1
この章で覚えておきたいこと

答えは P.28

参照ページ

練習問題 1　まだまだ　もう一息　バッチリ　□ □ □

P.12

インスツルメントの作業端・頸部・把持部はどこですか？　部位を書き入れましょう。

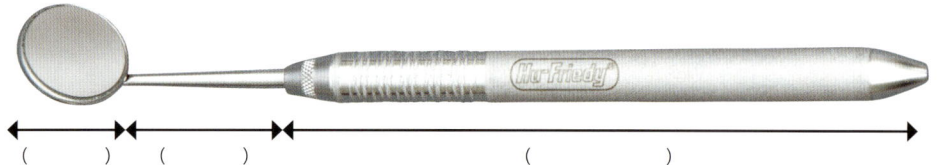

(　　)　(　　)　　　　(　　　　)

練習問題 2　まだまだ　もう一息　バッチリ　□ □ □

P.13

インスツルメントの持ち方は、何という持ち方ですか？

A．＿＿＿＿＿＿＿＿＿＿＿＿＿＿＿＿＿＿＿＿

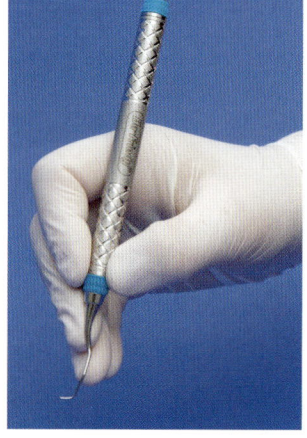

練習問題 3　まだまだ　もう一息　バッチリ　□ □ □

P.13

執筆変法の持ち方や特徴は何ですか？

A．執筆変法は、(　　　　)持ち方で、(　　　)を行いやすく、作業端から得る感触を敏感に(　　　)に伝え、確実な(　　　)を得ることができます。インスツルメントの(　　　　　)を容易に行うことができ、(　　　　　　)持ち方です。

練習問題 4　まだまだ　もう一息　バッチリ　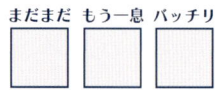

P.14

インスツルメントの持ち方で、中指の目的は何ですか？

A．インスツルメントを操作する際、(　　　　　　)を感知するうえで重要な指です。

26

CHAPTER 1
この章で覚えておきたいこと

答えは P.28

参照ページ

練習問題 5　まだまだ　もう一息　バッチリ　　P.15

P.15 の図 1-5 を参考に正しくインスツルメントを持ってみましょう！

練習問題 6　まだまだ　もう一息　バッチリ　　P.20、21

固定の種類は何と何がありますか？
A．（　　　）固定と（　　　）固定

練習問題 7　まだまだ　もう一息　バッチリ　　P.20

固定指を置く目的は何ですか？
A．固定指を置くことは（　　　　　　）施術を行ううえでとても重要です。

練習問題 8　まだまだ　もう一息　バッチリ　　P.22

右の写真のどこを改善するとよいですか？
① （　　　　　　　　　　　）
② （　　　　　　　　　　　）
③ （　　　　　　　　　　　）
④ （　　　　　　　　　　　）
⑤ （　　　　　　　　　　　）
⑥ （　　　　　　　　　　　）

CHAPTER 1 答え

練習問題 1

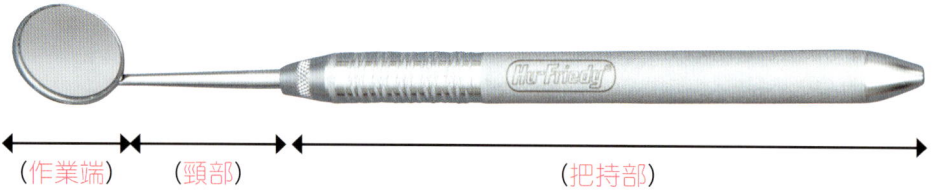

（作業端）（頸部）（把持部）

練習問題 2

A．執筆変法

練習問題 3

A．執筆変法は、（安定した）持ち方で、（作業）を行いやすく、作業端から得る感触を敏感に（指先）に伝え、確実な（支点）を得ることができます。インスツルメントの（コントロール）を容易に行うことができ、（疲労感の少ない）持ち方です。

練習問題 4

A．インスツルメントを操作する際、（作業端からの感触）を感知するうえで重要な指です。

練習問題 5

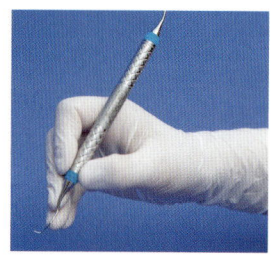

練習問題 6

A．（口腔内）固定と（口腔外）固定

練習問題 7

A．固定指を置くことは（安定した確実な）施術を行ううえでとても重要です。

練習問題 8

A．①深くいすに座り、地に足をつける
②術者と施術位置を調整
③背筋を伸ばす
④患者の頭部の向きを変える
⑤ミラーを使う
⑥肩と手首をリラックスさせる
（脇があきすぎず、しまりすぎない状態）

CHAPTER II

診査インスツルメントの使い方をマスターしよう

歯周疾患管理は診査に始まり、診査で終わります。診査テクニックが大きなカギとなります。技術面ももちろん重要ですが、テクニックに必要不可欠なインスツルメントの基礎知識をしっかりおさえておきましょう。

1. デンタルミラー

CHECK 1 デンタルミラーを知ろう
dental mirrors

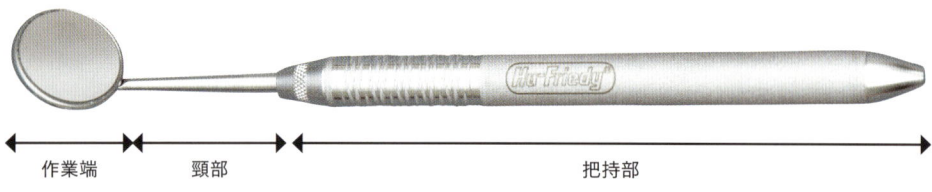

図2-1 デンタルミラー。

● デンタルミラーの使用目的
- 鏡視………… 口腔内の見えにくい部位を映すこと。
- 排除………… 視野を確保するために頰粘膜や舌、唇を作業端で圧排すること。
- 反射………… 口腔内の暗く見えにくい部位を、ライトの光を利用し反射させ、見やすくすること。
- 透光・集光…… 透光・集光鏡で反射させ、前歯を透過し、う蝕病変の診査などに使用する。

● デンタルミラーの種類
- 表面反射鏡…… 反射面が鏡表面にあり、ゆがみが少なく対象部位との距離感も正確に映す。
- 平面鏡………… 反射面がレンズの底面にある。対象部位とわずかな距離ができる。
- 凹面鏡………… 反射面が鏡表面にあり、拡大されて映し出される。ゆがみがあることが欠点。

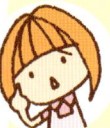 **デンタルミラーをうまく使えないんです……。**
デンタルミラーを使用する目的を意識しながら使用することで、デンタルミラーテクニックがワンランクアップします。口腔内の見えないところを見えるようにできるのは、ミラーだけですので活用しましょう！

学びポイント
- デンタルミラーの使用目的

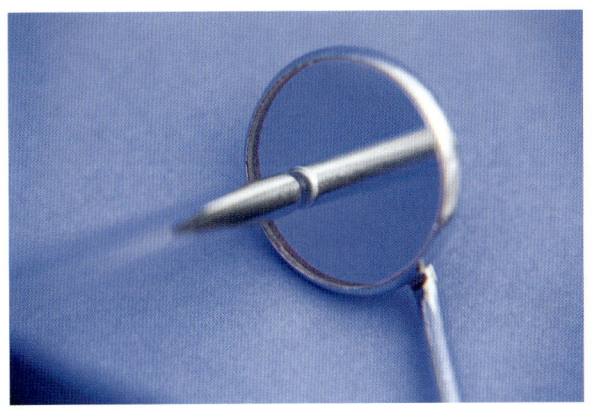

図2-2a　ガラス面の厚さのわずかな距離が生じる（平面鏡）。

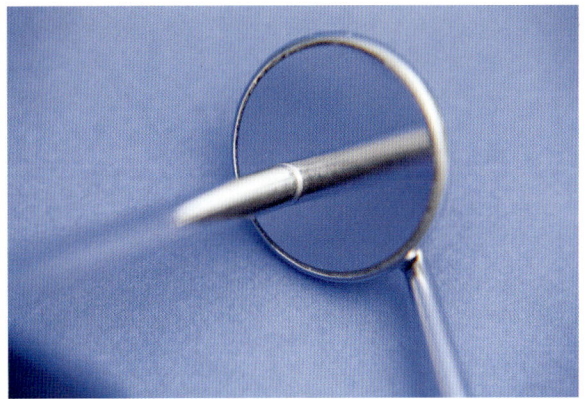

図2-2b　正確に映し出される（表面反射鏡）。

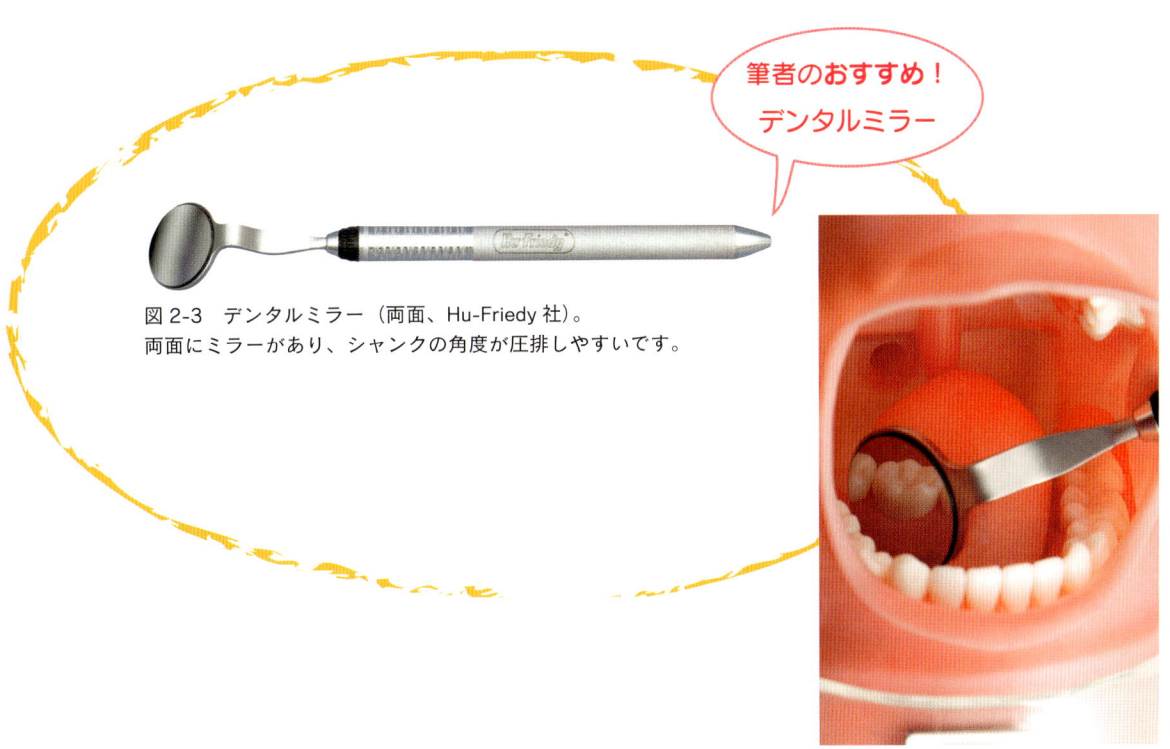

筆者のおすすめ！
デンタルミラー

図2-3　デンタルミラー（両面、Hu-Friedy社）。
両面にミラーがあり、シャンクの角度が圧排しやすいです。

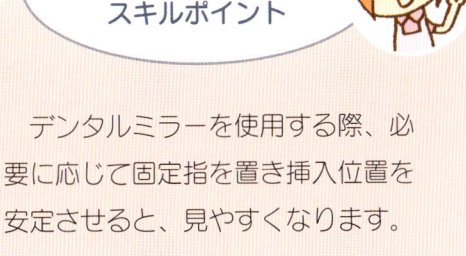

デンタルミラー使用時のスキルポイント

デンタルミラーを使用する際、必要に応じて固定指を置き挿入位置を安定させると、見やすくなります。

診査インスツルメントの使い方をマスターしよう

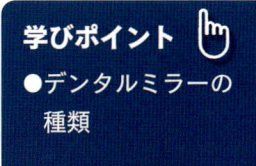

学びポイント
●デンタルミラーの種類

31

2. デンタルプローブ

1 デンタルプローブを知ろう dental probes

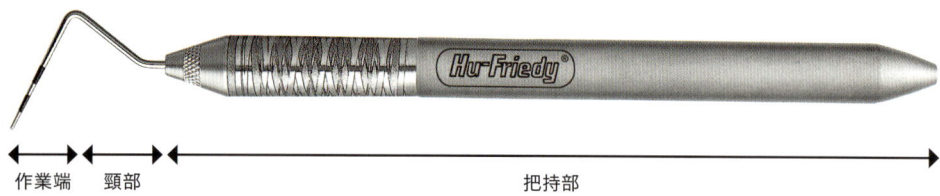

図2-4a　デンタルプローブ。

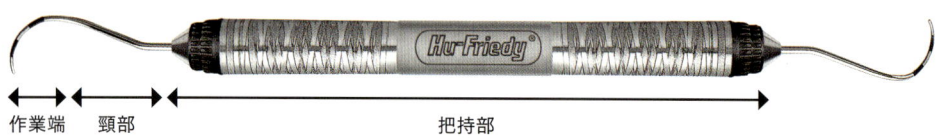

図2-4b　ファーケーションプローブ。

●デンタルプローブの使用目的

　最大の目的は**計測する**ことです。また、歯肉が健康か病的かの診査を行います。

a. **歯周ポケットの深さ**を計測する。
b. **軟組織病変の大きさ**を計測する。
c. **歯周ポケットからの出血の有無**を調べる。
d. **アタッチメントレベル**の計測をする。
e. **付着歯肉幅**を計測する。
f. **歯槽骨の形態**の状況を診査する。
g. **根分岐部病変の有無**、**進行度合**を診査する。

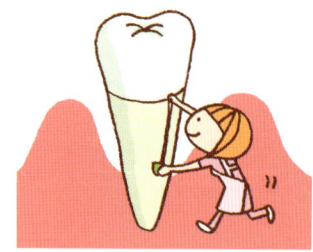

　この他、作業端のサイドを歯肉に軽く押し当て、歯肉の張りや歯周ポケット内の状況を評価することもできます。口腔内の状況を把握するため、"**計測**"する必要のあるものに使用します。

こんなことってありませんか？？
プローブの使用でよくある質問

Q：歯石探知をプローブで行っていますが、うまく探知できません。
A：歯石の有無はプロービング時にわかることもありますが、詳細な情報を得ることはできません。歯石探知には、エキスプローラーを使用することをおすすめします（理由はP.39を参照）。プローブはあくまでも計測用の器具です。

学びポイント
●プローブの使用目的

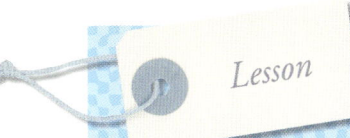

プローブの特徴と写真の組み合わせを考えてみよう！
デンタルプローブの種類

　デンタルプローブにはさまざまな間隔の目盛りや作業端のデザインがあります。左の名称がどの写真のどのプローブに該当するか、線を引いてみましょう。

★一般的なプローブ
【目盛 3-6-9-12】

★ミシガンOプローブ
【目盛 3-6-8】

★ノバティックプローブ
【目盛 3-6-9-12】
臼歯部などで操作性がよい、作業部が直角のデザイン。

★プラスチックプローブ
【目盛 3-6-8-11】
先端部はプラスチック製で柔軟性があり、ラウンド型なので周囲粘膜にやさしくインプラント部位にも使用可。

★ウィリアムズプローブ
【目盛 1-2-3-5-7-8-9-10】

★ネイバーズプローブ
根分岐部用。病変を測定する際に操作性のよいデザイン。

答えはP.50にあります

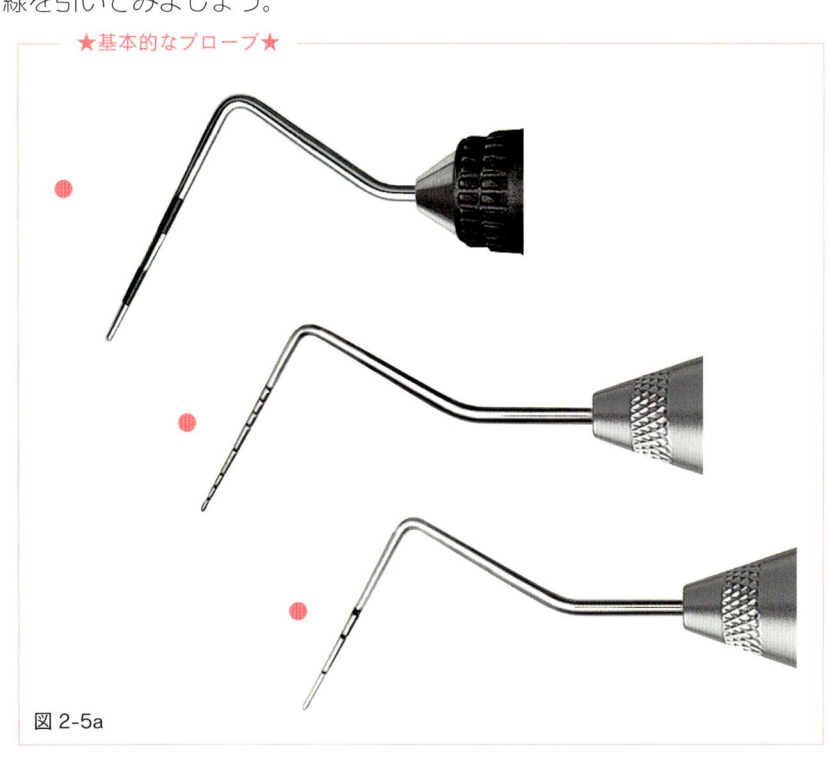

図 2-5a

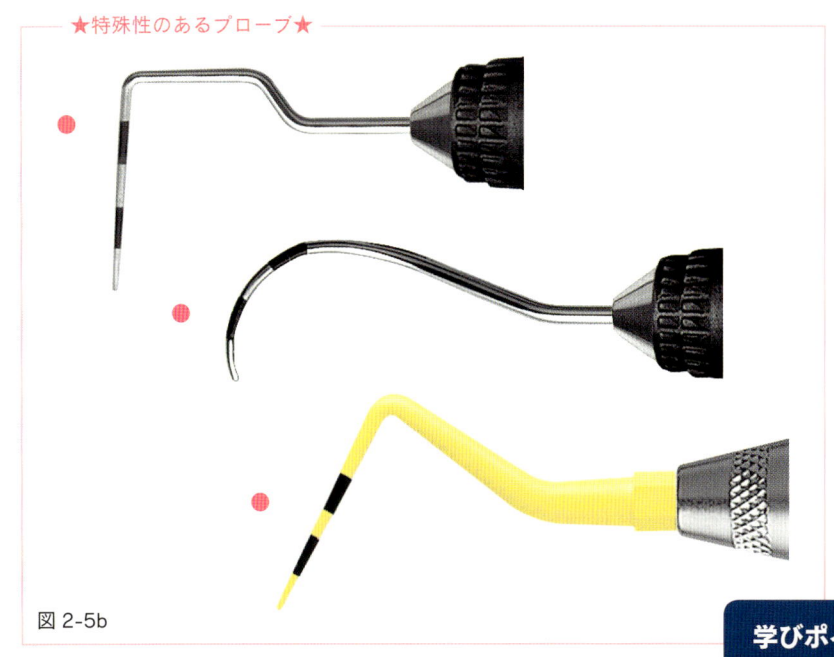

図 2-5b

診査インスツルメントの使い方をマスターしよう

学びポイント
●プローブの種類

①作業端のデザイン

　平型のタイプは、先端がフラットになっており、舌側面・頬側面への挿入がしやすくなっています。丸型のタイプでも細いものもあり、用途に合わせて選択しましょう。

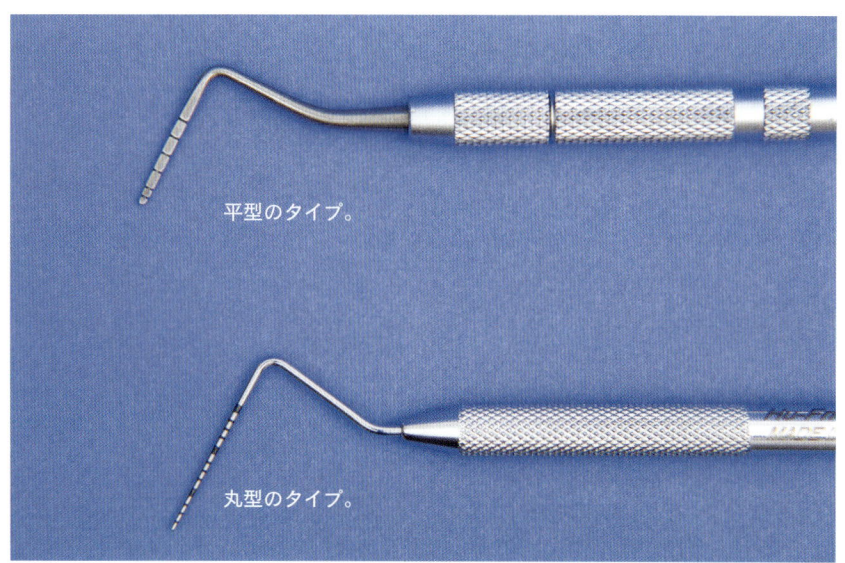

平型のタイプ。

丸型のタイプ。

図 2-6

 2 デンタルプローブの使い方

①挿入するときの圧

　挿入から歯周ポケット底部まで到達させるために、望ましい圧は **10 〜 25g** ですが、歯肉の性状に合わせて調節する必要があります。

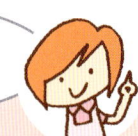

圧のポイント

　たとえば、歯肉の張りが強いとき、緩いときなど、圧を多少コントロールする必要があります。的確に歯周ポケット底部に到達することが理想です。

学びポイント
- 作業端のデザインの使い分け
- 挿入するときの圧

こんなときどうする？

　炎症、痛みが強く出ているとき、プロービングをすることはあまり望ましいことではありません。いったんプラークコントロールを行い、ある程度炎症がおさまってからプロービングを行うことも選択肢の1つです。その際は、カルテなどに症状とその対応について記録を残しておくことをおすすめします。

②デンタルプローブの操作方法（＝プロービング）

ウォーキング　プロービング　walking probing とは

　プローブの作業端を歯軸に平行にし、歯周ポケット底部までゆっくり挿入し、上下に**1〜2mm**、左右に**1mm**の間隔で、歯周ポケット内を歩くように移動させ、歯周ポケットの深さを計測します。

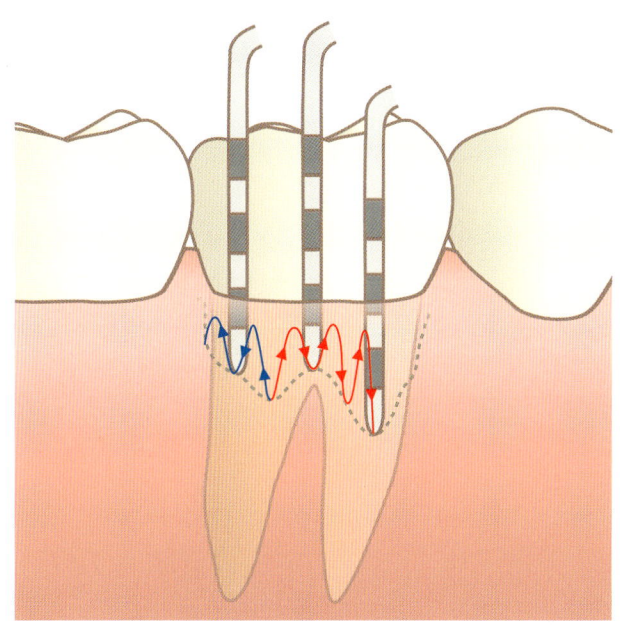

図2-7a　ウォーキングプロービング。

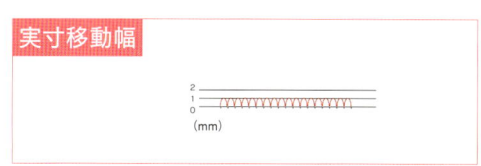

図2-7b　ウォーキングプロービングの実寸移動幅。

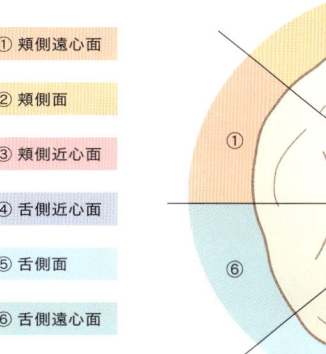

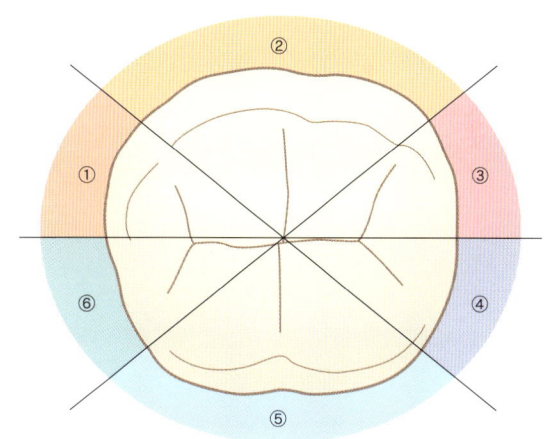

図2-8　6点法の測定部位。

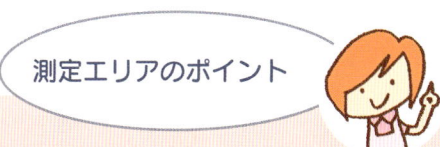

　歯周をくまなく診査し、正確な情報を得る必要があります。6点法は、歯周を6分割し、**そのエリアで一番深い数値を記録**します。

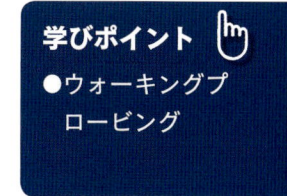

学びポイント
●ウォーキングプロービング

診査インスツルメントの使い方をマスターしよう

③デンタルプローブの移動方向
　プローブは移動方向を統一して動かすことをおすすめします。
例）・遠心隅角から遠心、遠心コンタクトへ（オレンジライン）
　　・遠心隅角から近心隅角、近心コンタクトへ（グリーンライン）

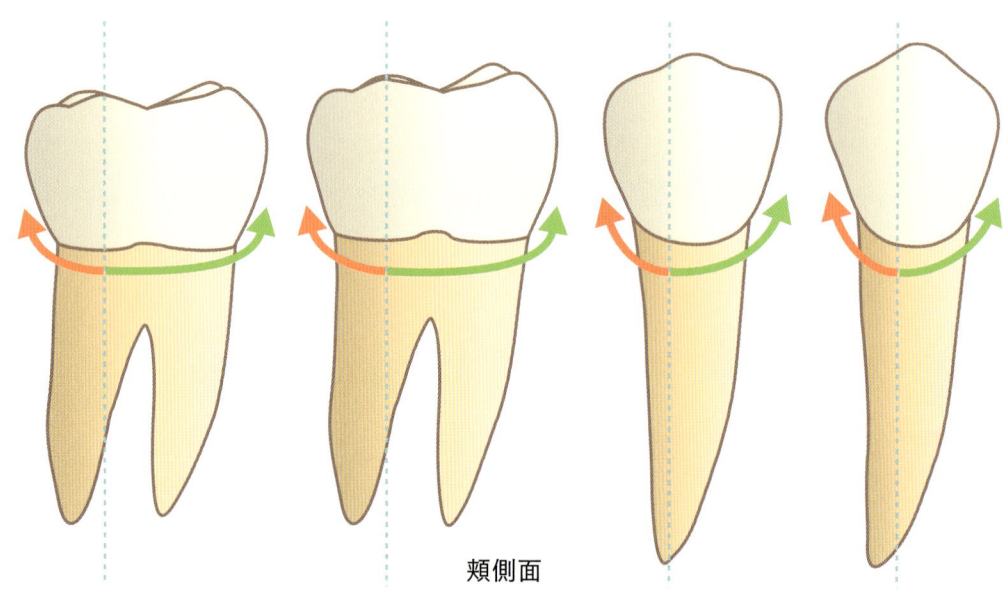

頬側面

図 2-9a

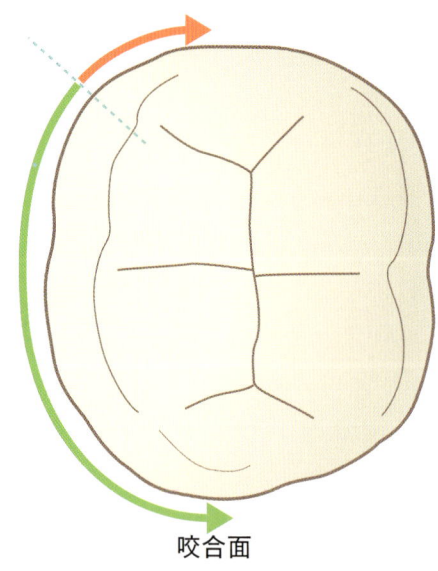

咬合面　　　　　図 2-9b

学びポイント
●プロービングの移動方向

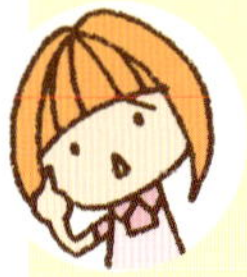

なぜ二方向に分けて測定するの？
遠心から近心へ、または近心から遠心へ一方向に移動してくると、計りにくい部位が生じます。どの部位も安定して測定しやすいため、二方向に分けることをおすすめします。

④デンタルプローブの挿入方向

　歯軸に平行に挿入します。歯軸とは、歯の中心を通り、歯を対称に分ける仮想線です。ただし、骨や歯根の状態によって挿入方向は調整することも必要です。

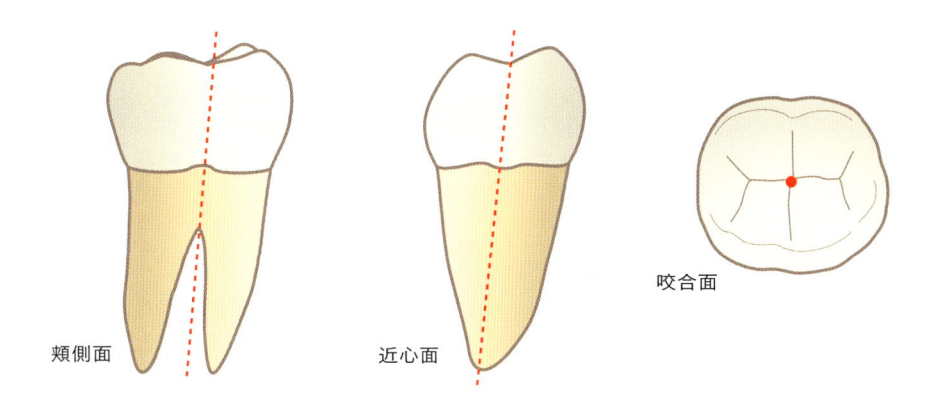

頰側面　　　近心面　　　咬合面

図 2-10

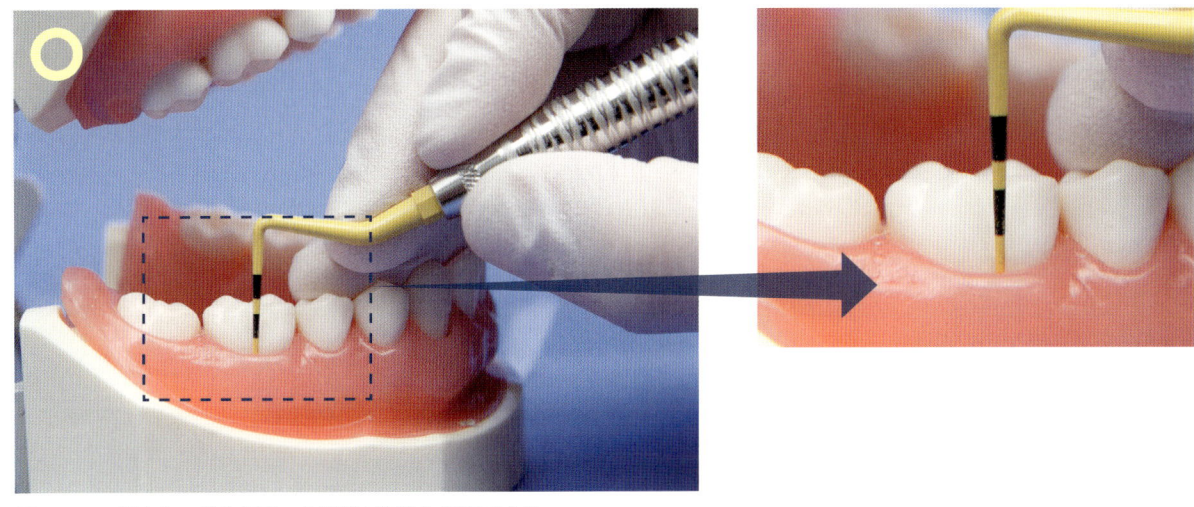

図 2-11a　望ましい挿入角度。作業端が歯軸に平行である。

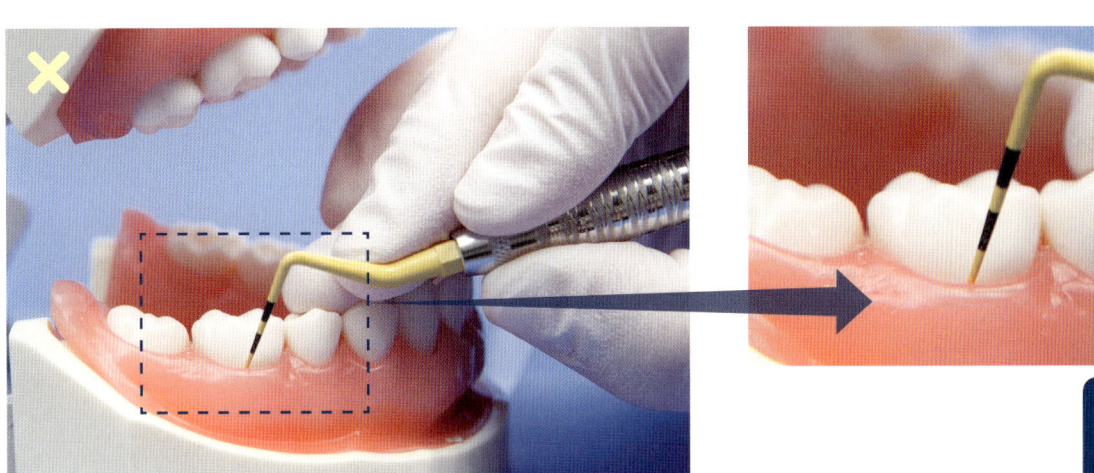

図 2-11b　作業部が歯軸と平行ではない。

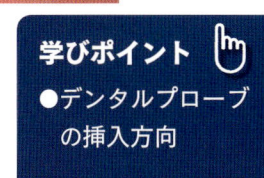

診査インスツルメントの使い方をマスターしよう

学びポイント
●デンタルプローブの挿入方向

37

●**デンタルプローブ挿入の注意ポイント**
デンタルプローブが歯軸に平行で、また歯面2点に接していることが重要です。

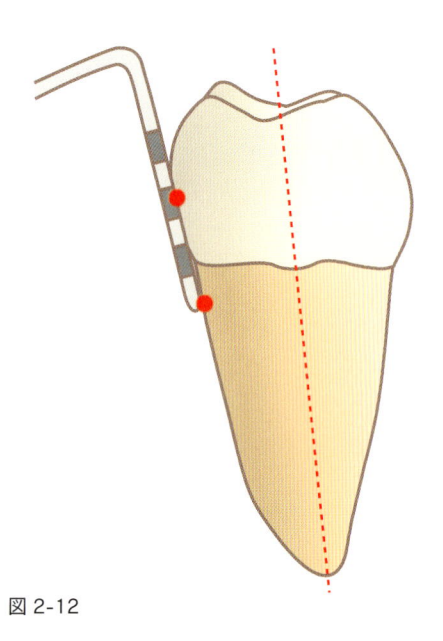

図 2-12

コンタクトに近い部位への挿入は、作業端の先端を**コンタクト下に斜めに**挿入し、ゆっくりコンタクトに作業端が接触するまで起こし、計測します。

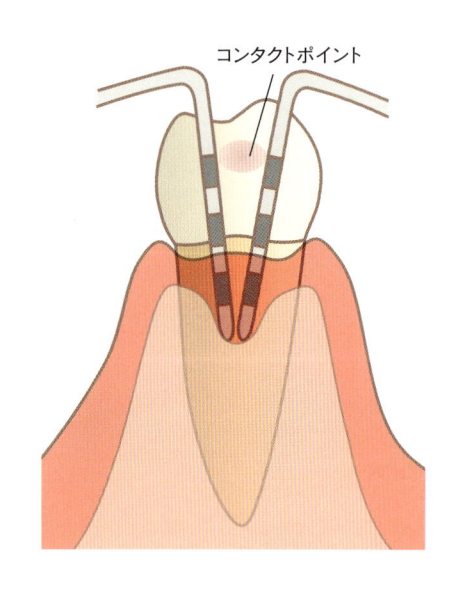

コンタクトポイント

測定のポイント

測定の難しい隣接面コンタクト下への挿入角度を一定にすることで、測定値の誤差をなくすことができます。

図 2-13

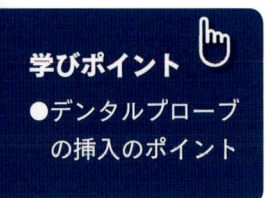

学びポイント
●デンタルプローブの挿入のポイント

3．エキスプローラー（探針）

1 エキスプローラーを知ろう
explorers

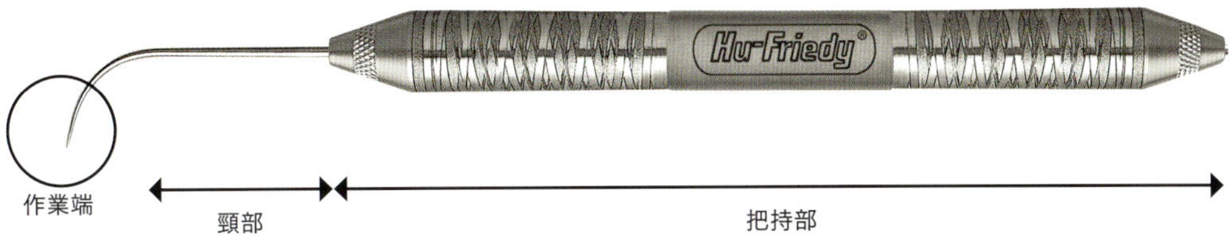

作業端　頸部　把持部

図2-14　エキスプローラー（Hu-Friedy社）。

●エキスプローラーの使用目的
　作業部の微細な触感によって、歯（根）の表面の状態を**探る**ために使用します。
a. **歯の硬組織の状態**の診査
b. **付着物**の探知（歯石・プラーク）
c. **修復箇所**の探知

①エキスプローラーの種類

―歯石探知用として用いられ、前歯に使用しやすい―

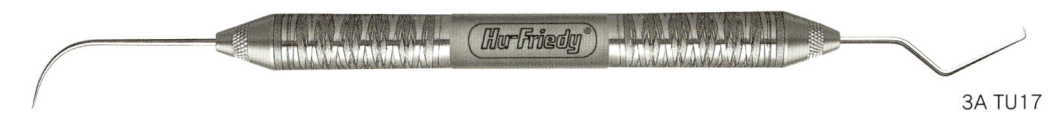

3A TU17

―歯肉縁下、臼歯部へアクセスしやすく、1本で全歯列の探査ができるデザイン―

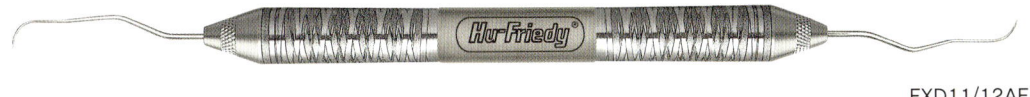

EXD11/12AF

―隣接面部に、より届きやすいデザイン―

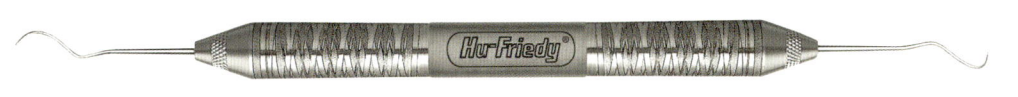

EN1

図2-15　（Hu-Friedy社）

診査インスツルメントの使い方をマスターしよう

学びポイント
●エキスプローラーの使用目的
●エキスプローラーの種類

39

②エキスプローラーのシャンクの太さ

　シャンクのデザイン、太さにもさまざまなものがあります。シャンクが細ければ細いものほど、歯石探知に適しています。逆に太ければ太いものほど丈夫なので、診療（セメント除去、仮封材を外すなど）に活用できます。使用目的に合わせて選択するとよいでしょう。

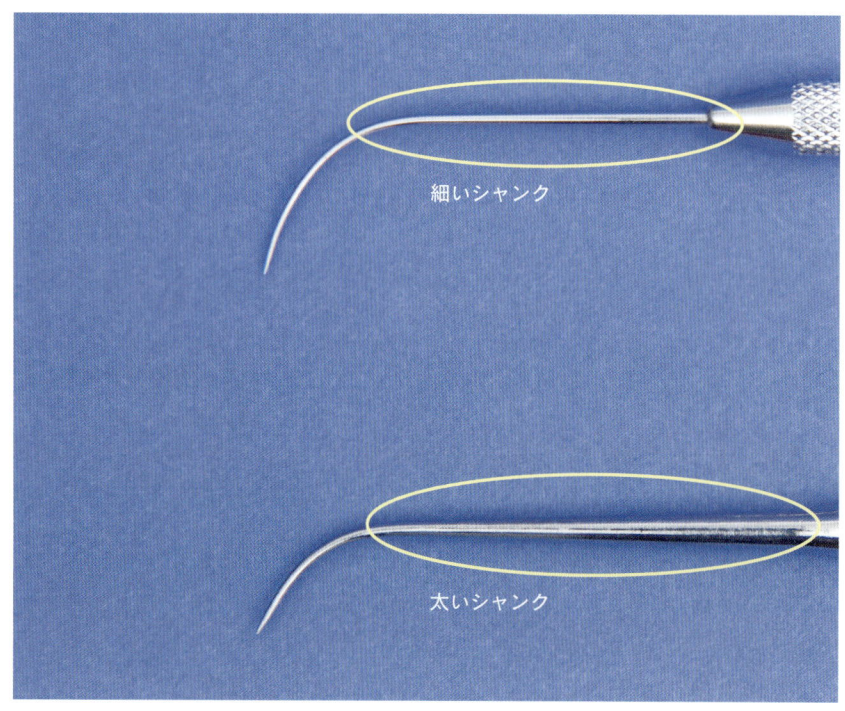

細いシャンク

太いシャンク

図2-16

エキスプローラー選択のポイント

　シャンクが細くしなりのあるエキスプローラーは、歯石探知に向いています。歯肉縁下のわずかな凹凸を探知するために、シャンクが繊細に振動し、指先に情報を伝えてくれます。スケーリング前後の診査・評価にも使います。

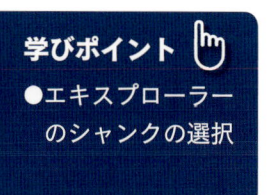

学びポイント
●エキスプローラーのシャンクの選択

2 エキスプローラーの使い方

①エキスプローラーの操作方向

エキスプローラーの**先端から1〜2mmの側面**を歯面に沿わせながら、**上下・斜め・水平**の動きで歯面を探知します。操作方法は、診査したい部位の状況に合わせて選択します。また、必要に応じてくまなく探知するため、3つの方向を組み合わせて操作します。

上下　　　斜め　　　水平　　　上下＋斜め＋水平

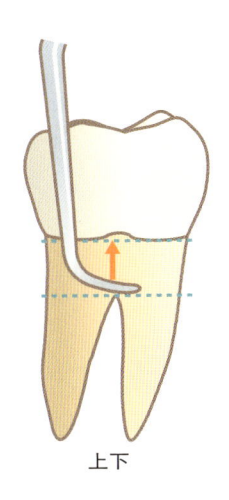

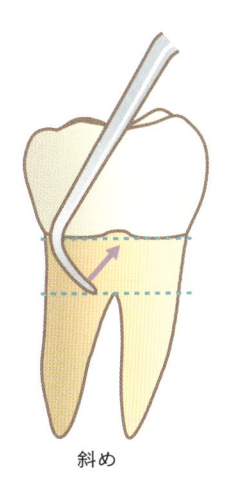

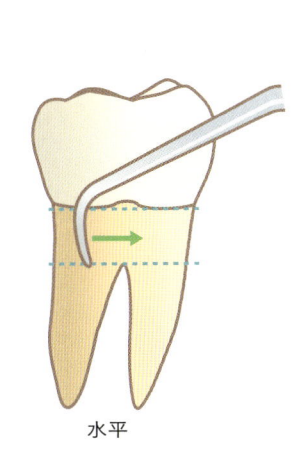

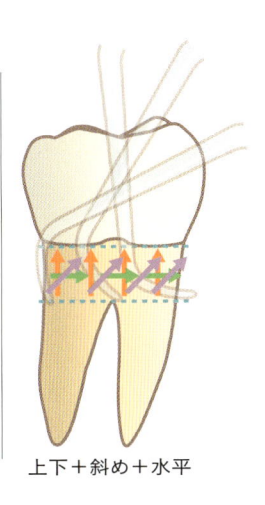

図2-17

注意点　この3つのストロークはスケーリングストローク方向と同じです。斜めや水平は先端が下を向くため、歯周組織を傷つけないようにしましょう。

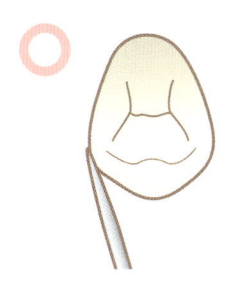

図2-18a　先端の適合が望ましい。

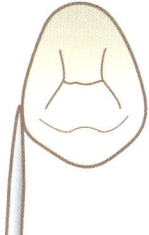

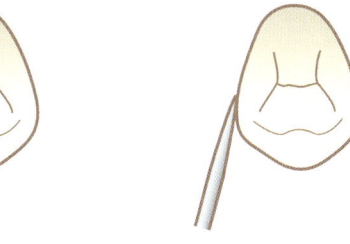

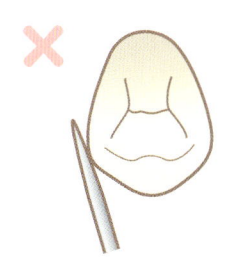

図2-18b　先端の適合が正しくない。

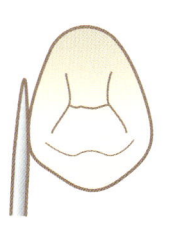

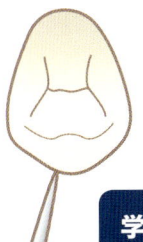

診査インスツルメントの使い方をマスターしよう

学びポイント
- エキスプローラーの操作方向
- 先端の添わせ方

②エキスプローラーの操作方法（＝エキスプローリング）

a. **先端から1～2mmの側面**を探知する根面に当てる。そのときシャンク、または第一シャンクを歯軸に平行にする。※先端で歯面、歯周組織を傷つけないように注意する。

b. ハンドルはできる限り力を抜いて軽く保持し、根面をなぞるようにポケット底部までおろす。

c. ポケット底部まで挿入したら、根面の形態と歯石の状態を確認できるように、**ゆっくり**引き上げる。

d. 歯面をくまなく探知する。

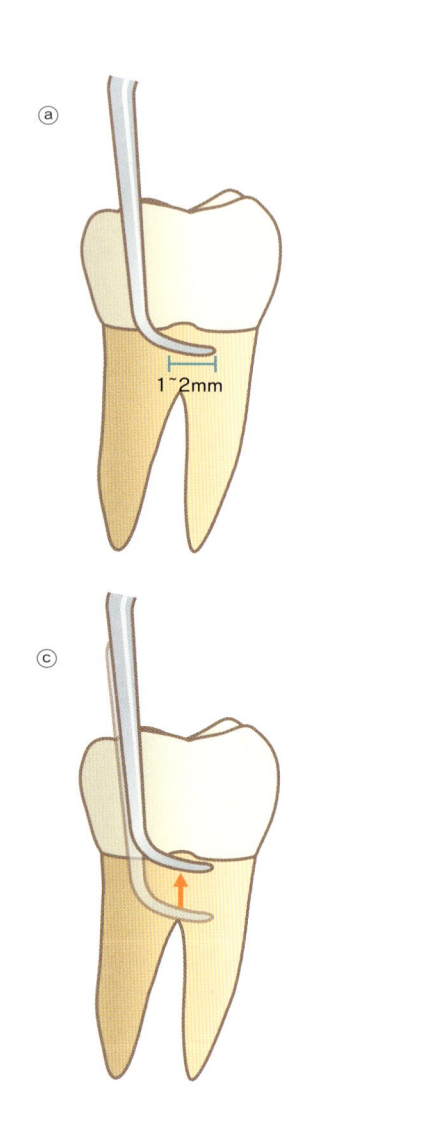

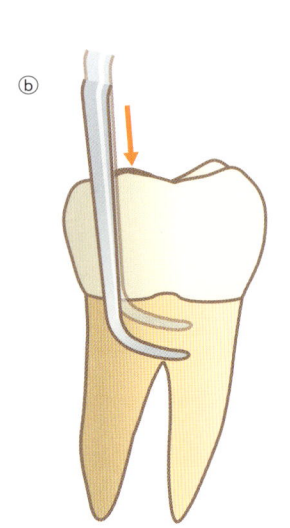

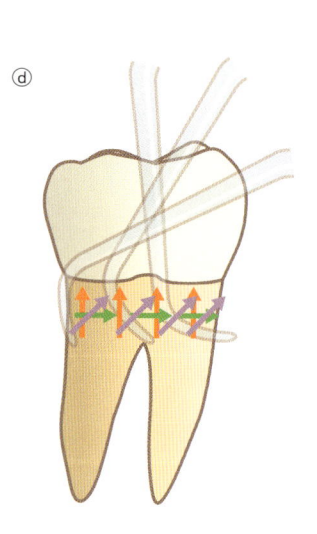

図 2-19

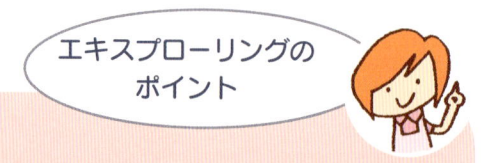

エキスプローリングのポイント

エキスプローラーの先端から得る触感がシャンクに伝わって執筆変法の中指に伝わるので、**できる限り力を抜いて操作を行う**ことが望ましいです。

学びポイント
- エキスプローラーの操作方法
- 探知の力加減

③エキスプローラーの挿入角度

第一シャンクが歯軸に平行になるように挿入します。

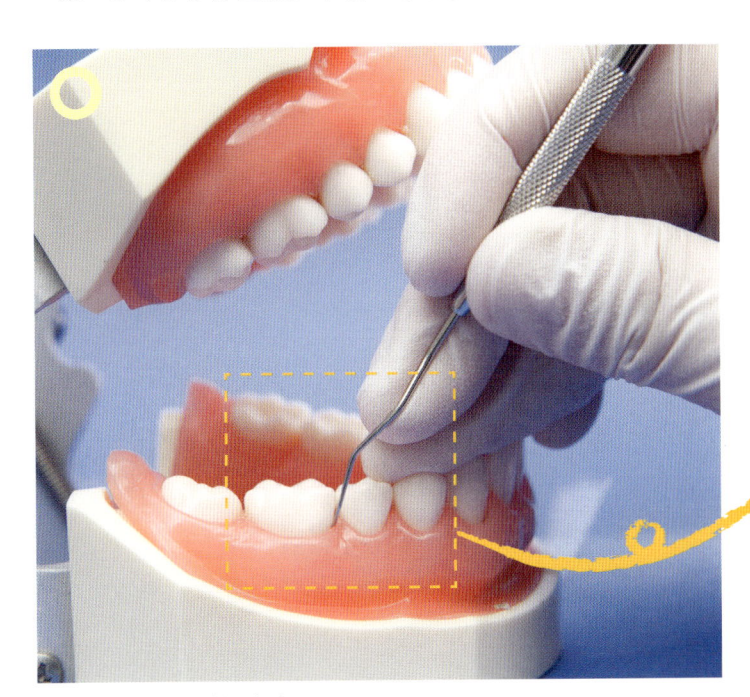

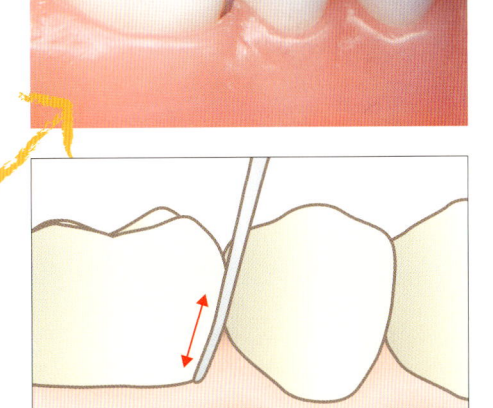

図2-20　望ましい挿入角度。

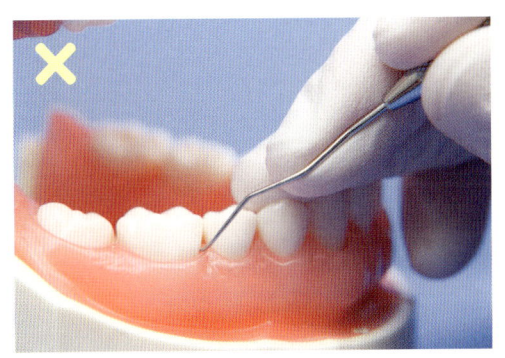

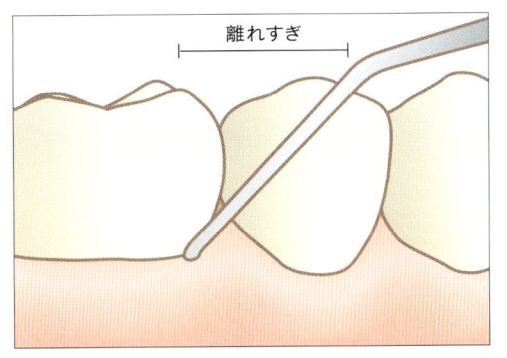

図2-21　第一シャンクが歯軸に平行でなく、手前に傾いており離れてしまっている。

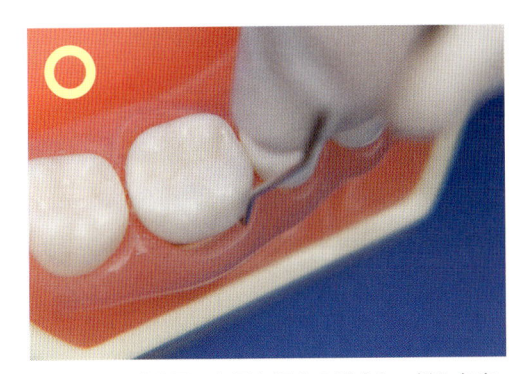

離れすぎ

図2-22a　咬合面から見た場合の望ましい挿入角度。 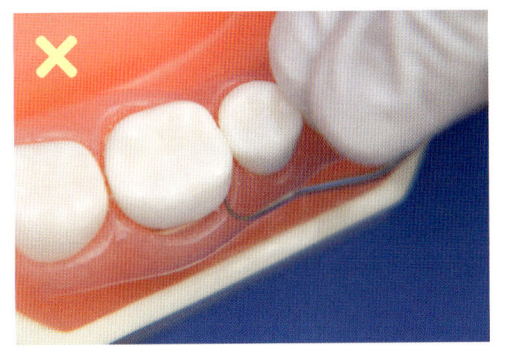　　図2-22b　咬合面から見た場合の不適切な挿入角度。

診査インスツルメントの使い方をマスターしよう

学びポイント
●エキスプローラーの挿入角度

④エキスプローラーの移動方向
　プロービングと同様に移動方向を統一して、エキスプローラーを動かしましょう。特に周囲組織を傷つけないよう、先端の方向に注意しましょう。

例）・遠心隅角から遠心、遠心コンタクトへ（オレンジライン）
　　・遠心隅角から近心隅角、近心コンタクトへ（グリーンライン）

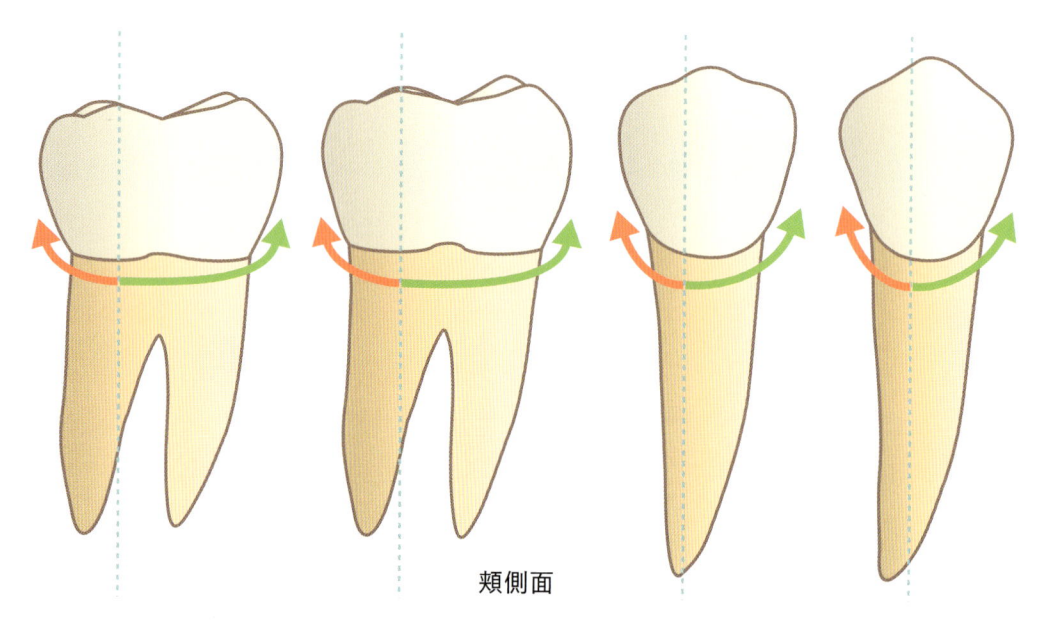

頰側面

図2-23

エキスプローリングのタイミング

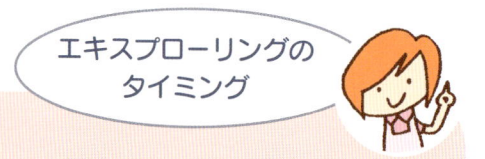

エキスプローリングは、プロービングと同様にくまなく丁寧に診査しましょう。しかし、臨床の場では、すべての歯面をチェックしていると施術に時間がかかりすぎてしまいます。歯周ポケットの深いところ、注意すべき部位、スケーリングを行う予定部位を優先的に行うことをおすすめします。

学びポイント
- エキスプローラーの移動方向

4. 診査が行われる場面

　プロービングは、歯周疾患の進行状態を診査し治療前後を評価するために、重要な診査です。エキスプローリングは、スケーリングの結果を評価することのできる診査です。プロービング、エキスプローリングをマスターすることで、歯周疾患管理の結果を評価することができます。

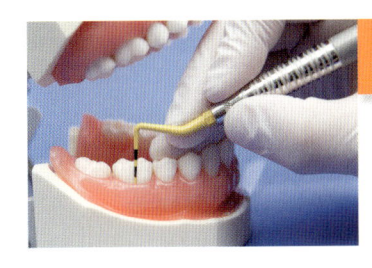

プロービング
歯周疾患の進行状態をチェック

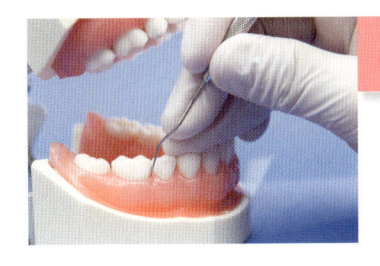

↓

エキスプローリング
深いポケットなどの根面の状態の確認、歯石の有無などの探知

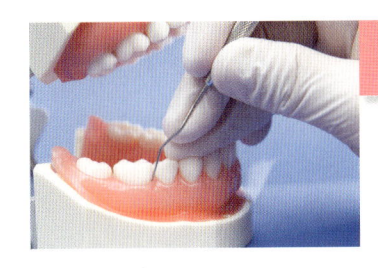

↓

スケーリング
歯石除去

↓

エキスプローリング
スケーリングの評価

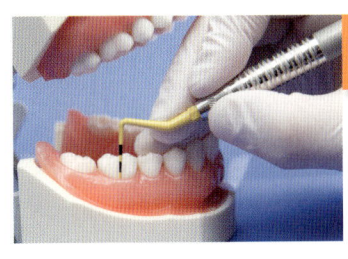

↓

プロービング
歯周疾患の評価

図 2-24

診査インスツルメントの使い方をマスターしよう

CHAPTER II 達成度

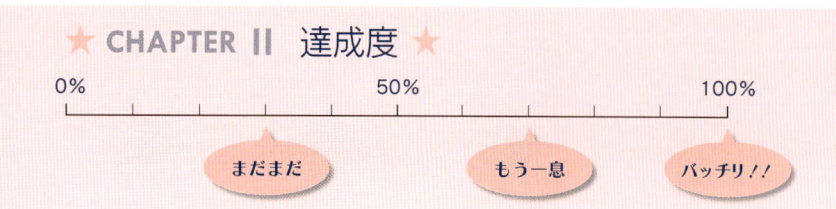

0%　　　　　50%　　　　　100%
まだまだ　　もう一息　　バッチリ!!

CHAPTER II
この章で覚えておきたいこと

答えはP.49

参照ページ

練習問題1
まだまだ　もう一息　バッチリ

デンタルミラーの使用目的を4つ答えましょう。
A．①（　　　）、②（　　　）、③（　　　）、④（　　　）

P.30

練習問題2
まだまだ　もう一息　バッチリ

デンタルミラーの種類を3つ答えましょう。
A．①（　　　）、②（　　　）、③（　　　）

P.30

練習問題3
まだまだ　もう一息　バッチリ

デンタルプローブの使用目的を7つ答えましょう。
A．①（　　　）を計測する。
　　②（　　　）を計測する。
　　③（　　　）を調べる。
　　④（　　　）の計測をする。
　　⑤（　　　）を計測する。
　　⑥（　　　）の状況を診査する。
　　⑦（　　　）、（　　　）を診査する。

P.32

練習問題4
まだまだ　もう一息　バッチリ

このデンタルプローブの名前と主に操作性のよい部位はどこか、答えましょう。

A．名前（　　　）部位（　　　）

P.33、50

46

CHAPTER II
この章で覚えておきたいこと

答えは P.49

参照ページ
P.33、50

練習問題 5
まだまだ / もう一息 / バッチリ

このデンタルプローブの名前と主に操作性のよい部位はどこか、答えましょう。

A．名前（　　　　　　　　）部位（　　　　）

P.34

練習問題 6
まだまだ / もう一息 / バッチリ

デンタルプローブを挿入するときの圧は何g～何gですか？

A．（　　　）～（　　　）gが望ましいが、歯肉の性状に合わせて調節する必要がある。

P.35

練習問題 7
まだまだ / もう一息 / バッチリ

ウォーキングプロービングは、上下に何mm、左右に何mmで移動させますか？

A．上下（　　）mm、左右に（　　）mm

P.39

練習問題 8
まだまだ / もう一息 / バッチリ

下記の文の空欄を埋めて、エキスプローラーの使用目的を答えましょう。

A．作業端の敏感な触感によって、歯（根）の表面の状態を（　　　）ために使用します。
① （　　　　　　　　）の診査
② （　　　　　　　　）の探知
③ （　　　　　　　　）の探知

47

CHAPTER II
この章で覚えておきたいこと
答えはP.49

参照ページ
P.41

練習問題 9
まだまだ　もう一息　バッチリ
□　□　□

下記の文を埋めてエキスプローリングの操作方法を答えましょう。
A．エキスプローラーの先端から（　　　）mmの側面を歯面に沿わせながら、（　　　　）（　　　　）（　　　　）の動きで歯面を探知する。

P.42

練習問題 10
まだまだ　もう一息　バッチリ
□　□　□

エキスプローリングの力加減はどれくらいが望ましいですか？
A．（　　　　　　　　　　　　　　　　　）が望ましい。

CHAPTER II 答え

練習問題1
A．①（鏡視）、②（排除）、③（反射）、④（透光・集光）

練習問題2
A．①（表面反射鏡）、②（平面鏡）、③（凹面鏡）

練習問題3
A．①（歯周ポケットの深さ）を計測する。
②（軟組織病変の大きさ）を計測する。
③（歯周ポケットからの出血の有無）を調べる。
④（アタッチメントレベル）の計測をする。
⑤（付着歯肉幅）を計測する。
⑥（歯槽骨の形態）の状況を診査する。
⑦（根分岐部病変の有無）、（進行度合）を診査する。

練習問題4
A．名前（ノバティック）部位（臼歯部など）

練習問題5
A．名前（ネイバーズ）部位（根分岐部）

練習問題6
A．（10）〜（25）gが望ましいが、歯肉の性状に合わせて調節する必要がある。

練習問題7
A．上下（1〜2）mm、左右に（1）mm

練習問題8
A．作業部の敏感な触感によって、歯（根）の表面の状態を（探る）ために使用します。
①（歯の硬組織の状態）の診査
②（付着物）の探知
③（修復箇所）の探知

練習問題9
A．エキスプローラーの先端から（1〜2）mmの側面を歯面に沿わせながら、（上下）（斜め）（水平）の動きで歯面を探知する。

練習問題10
A．（できる限り力を抜いて行うこと）が望ましい。

33ページの答え

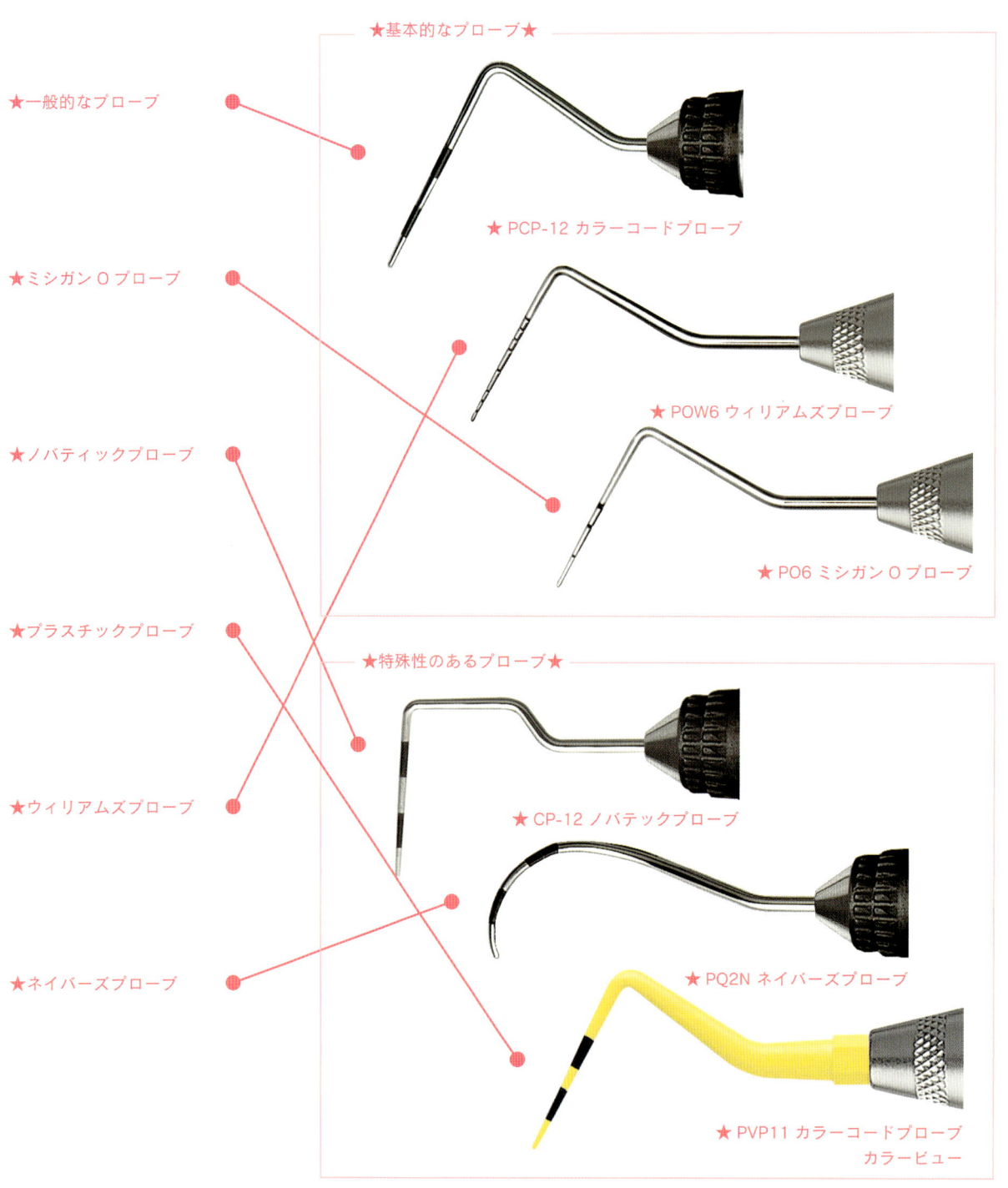

★一般的なプローブ

★ミシガン O プローブ

★ノバティックプローブ

★プラスチックプローブ

★ウィリアムズプローブ

★ネイバーズプローブ

★基本的なプローブ★

★ PCP-12 カラーコードプローブ

★ POW6 ウィリアムズプローブ

★ PO6 ミシガン O プローブ

★特殊性のあるプローブ★

★ CP-12 ノバテックプローブ

★ PQ2N ネイバーズプローブ

★ PVP11 カラーコードプローブ
　　　カラービュー

(Hu-Friedy 社)

CHAPTER III

スケーラーの選び方、
使い方をマスターしよう

　道具を理解することで、スケーリング、シャープニングの技術は格段に向上します。道具を理解しないまま使用していると、スキルの行き詰まりを感じたり、理想的な結果を出しにくいこともあります。ここではスケーラーについてポイントを押さえてスキルの向上に活かしましょう。

1. スケーラーの基本機能

1 スケーラーを使用する施術項目

①**スケーリング**（scaling）
　歯面、根面からの歯石、ステインなどの沈着物を除去します。

②**ルートプレーニング**（root planing）
　有害な細菌性産生物に感染しているセメント質の除去や、根面を滑沢化にします。

③**ルートデブライドメント**（root debridement）
　セメント質を温存しながら、歯面から歯石や細菌性バイオフィルムを除去します。現在では、歯周組織を温存しながら組織が回復するように環境を整える、**ルートデブライドメントの考え方が主流**です。

④**ディプラーキング**（deplaquing）
　歯面に付着しているプラークを取り除きます。

2. スケーラーの種類

スケーラーには歯肉縁上用と歯肉縁下用があります。

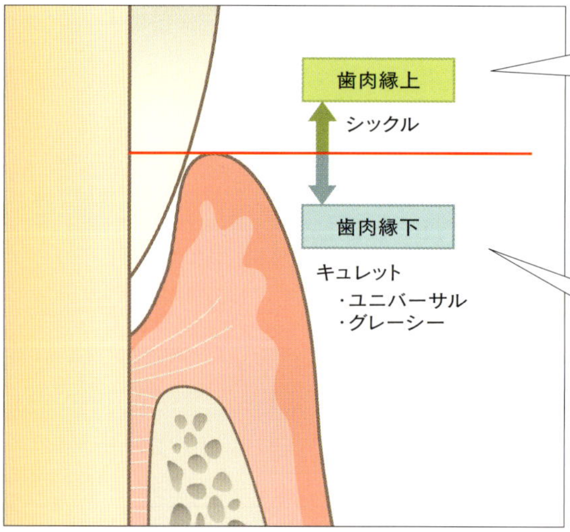

図 3-1

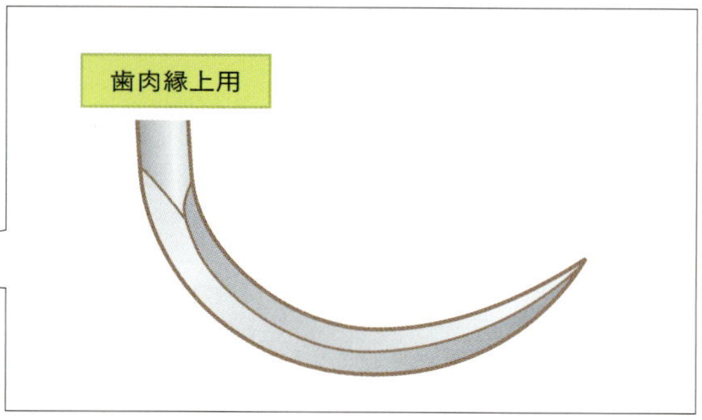

図 3-2　シックルスケーラー。

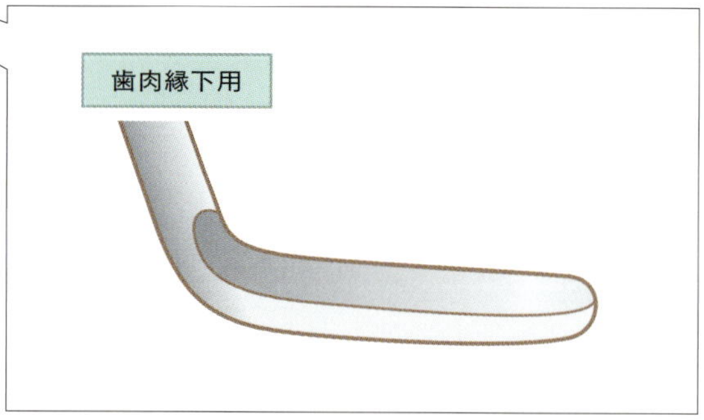

図 3-3　キュレットスケーラー。

学びポイント
- スケーラーの施術項目
- スケーラーの種類

52

3. スケーラーの基本構造

CHECK

1 スケーラー部位名称

スケーラーは施術部位によって、シャンクのデザインが異なります。

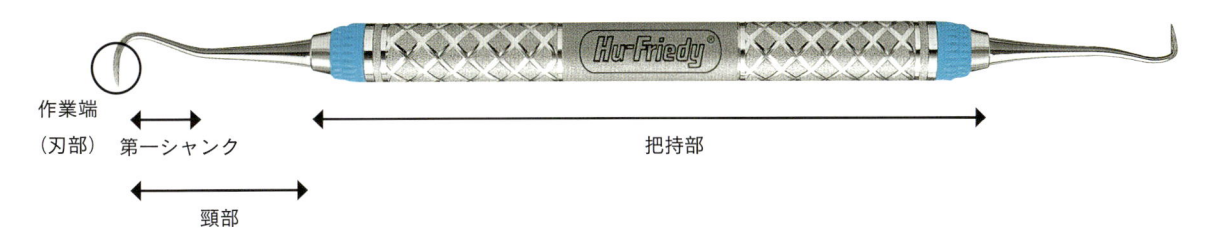

図 3-4a　シックルスケーラー。

作業端（刃部）　第一シャンク　頸部　把持部

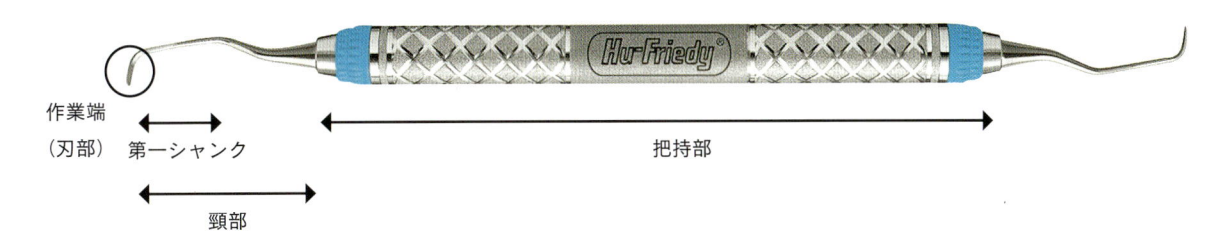

図 3-4b　グレーシーキュレットスケーラー（Hu-friedy 社）。

作業端（刃部）　第一シャンク　頸部　把持部

第一シャンクってどこのことをいうの？

第一シャンクは、**作業端**のすぐ上のシャンクのことをいいます。

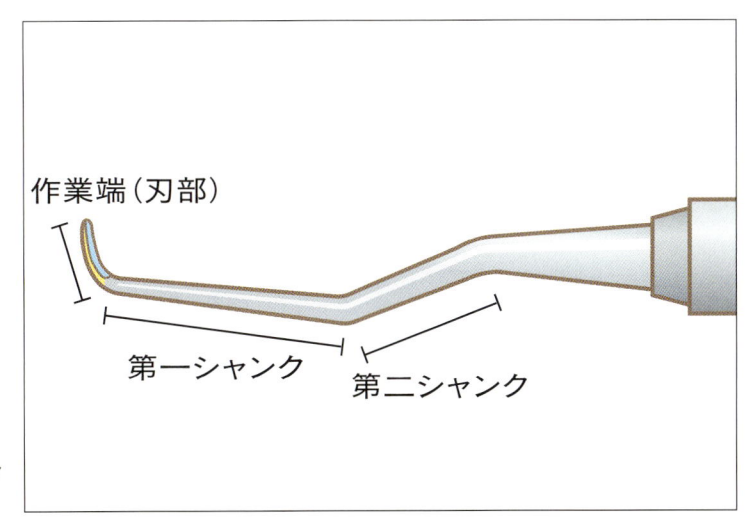

図 3-5　スケーラーのシャンクの拡大図。

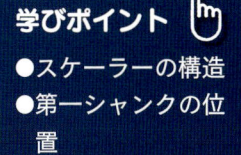

作業端（刃部）　第一シャンク　第二シャンク

スケーラーの選び方、使い方をマスターしよう

学びポイント
- スケーラーの構造
- 第一シャンクの位置

53

2 スケーラーの作業端の構造

●**歯石を除去する場所**
　カッティングエッジ……内面と側面の交わる場所。スケーラーの刃があるところです。

●**シックルとキュレットの違い**
　シックル………………背面、先端がとがっている。先端をチップという。
　キュレット……………背面、先端が丸い。先端をトゥという。

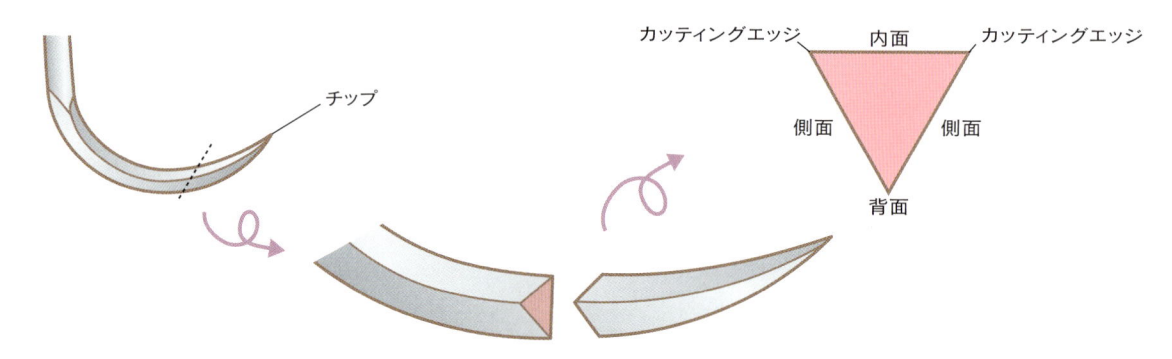

図3-6　シックルスケーラー。

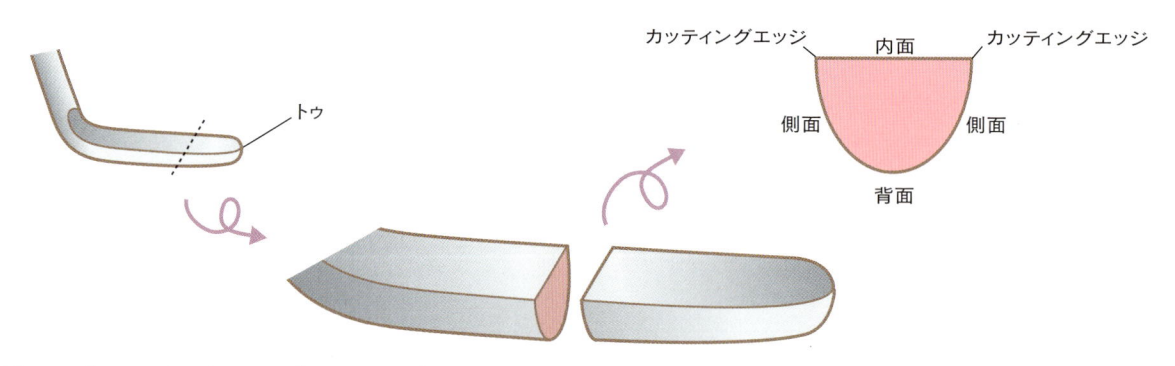

図3-7　キュレットスケーラー（ユニバーサル）。

なぜシックルスケーラーとキュレットスケーラーには違いがあるの？

　歯肉縁上用であるシックルスケーラーは背面がとがっています。キュレットスケーラーは歯肉縁下用に開発されたため、背面や先端に丸みがあり、歯周組織を傷つけにくい構造になっています。誤ったシャープニングにより先端がとがってしまったキュレットを歯肉縁下に挿入することは、望ましくありません。

学びポイント
●スケーラーの作業端の構造

CHECK

3 スケーラーのハンドルデザイン

スケーラーだけでなく、多くのインスツルメントのハンドルにはさまざまなデザインのものがあります（図3-8）。太さやハンドルのデザインによって保持のしやすさも異なります。

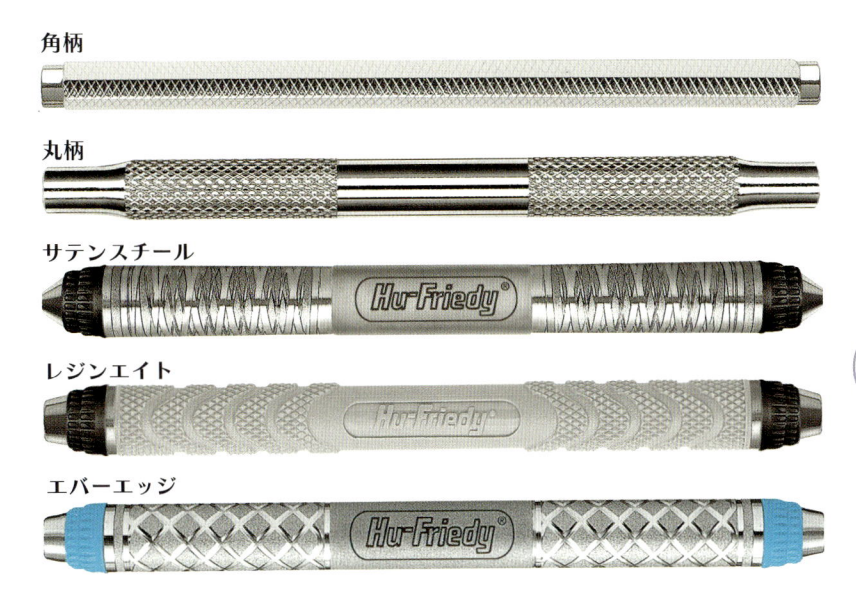

角柄

丸柄

サテンスチール

レジンエイト

エバーエッジ

図3-8 ハンドルの種類の一例。

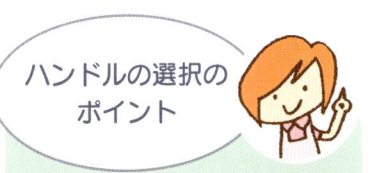

ハンドルの選択のポイント

太いほど把持する手指の負担が少なくなります。施術目的を加味しながら、自分に合ったものを選択しましょう。

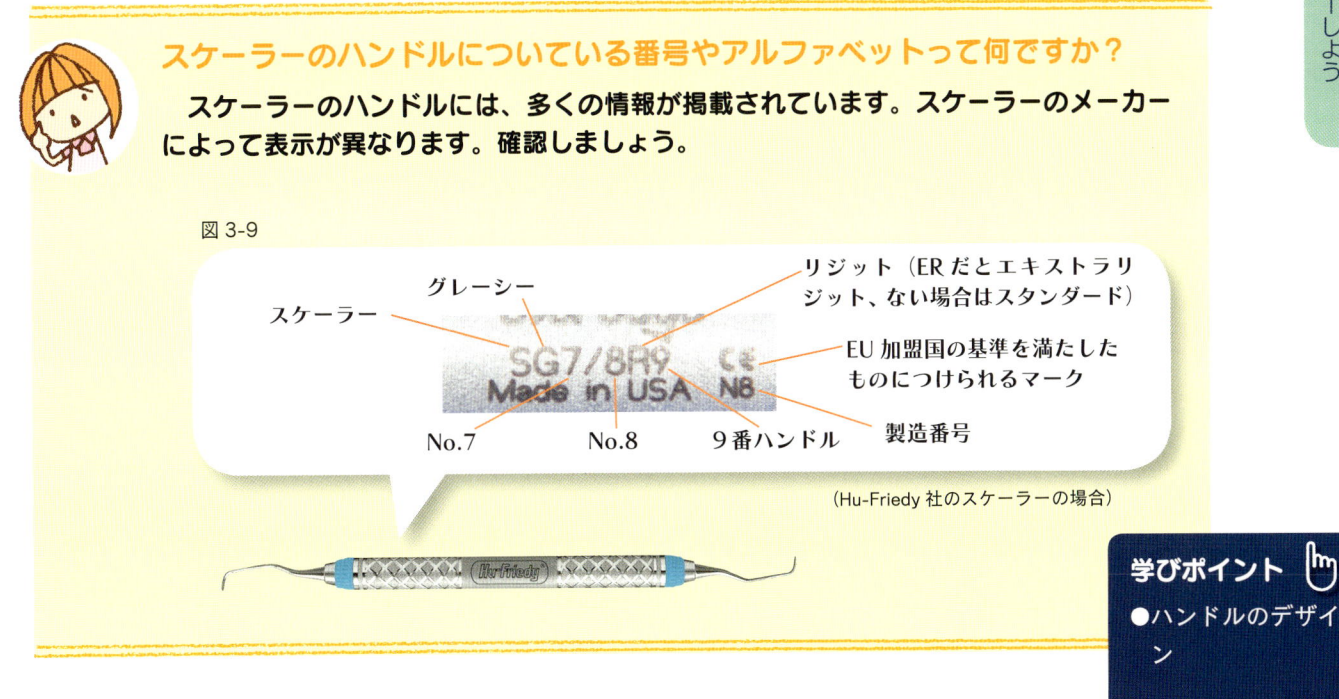

スケーラーの選び方、使い方をマスターしよう

スケーラーのハンドルについている番号やアルファベットって何ですか？

スケーラーのハンドルには、多くの情報が掲載されています。スケーラーのメーカーによって表示が異なります。確認しましょう。

図3-9

- スケーラー
- グレーシー
- No.7
- No.8
- 9番ハンドル
- リジット（ERだとエキストラリジット、ない場合はスタンダード）
- EU加盟国の基準を満たしたものにつけられるマーク
- 製造番号

（Hu-Friedy社のスケーラーの場合）

学びポイント
●ハンドルのデザイン

55

> **4** スケーラーのバランス

　インスツルメントのハンドルの中心軸をまっすぐひいて、**中心軸から2mm以内に作業部があるインスツメント**はバランスがよく、効率よく作業ができます。

　作業端をデリケートな歯周組織周辺でコントロールするには重要な要素です。インスツルメントを購入するときの検討事項になります。また、落下などによる変形した器具の状態を把握するためにも知っておきたい情報です。使用しているスケーラーが変型していないかなど、定期的にチェックしておきましょう。

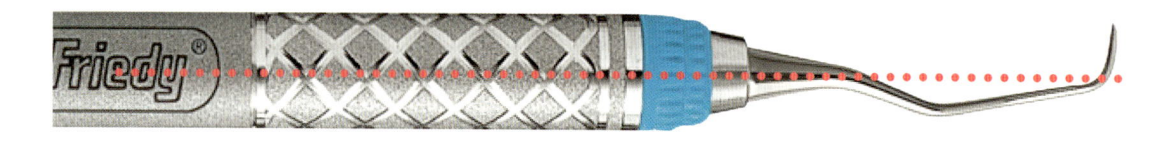

図 3-10

学びポイント
●スケーラーのバランス

4. スケーラーと歯軸と歯面の角度の関係

1 スケーリングのポイント① （グレーシーキュレットスケーラー使用の場合）

第一シャンクを歯軸に平行にします。歯軸とは、歯の中心を通り、歯を対称に分ける仮想線です。

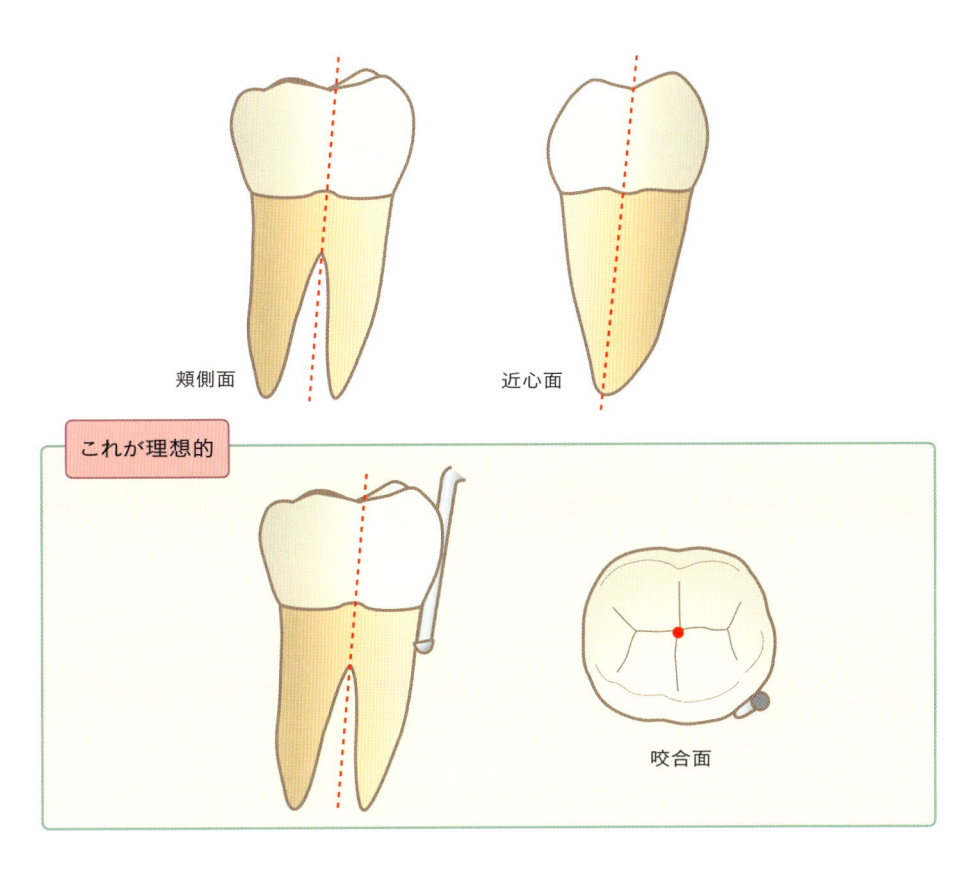

図 3-11

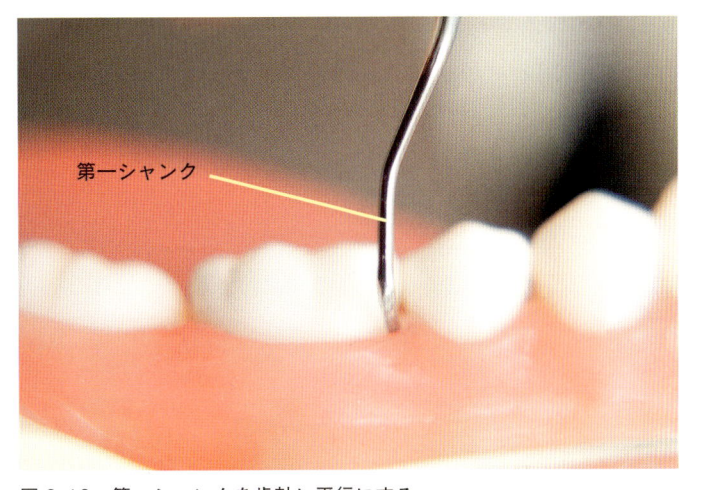

図 3-12　第一シャンクを歯軸に平行にする。

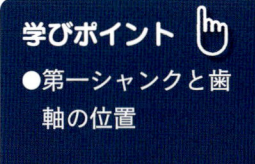

スケーラーの選び方、使い方をマスターしよう

学びポイント
- 第一シャンクと歯軸の位置

CHECK

2 スケーリングのポイント②

スケーリングする際の**理想の角度**は、歯面に対して **60°〜80°** です。

しかし、45°〜90°の間でもスケーリングすることは可能です。歯面に対して、角度が狭くなるほど歯石除去効率は低くなるため、ルートデブライドメントやディプラーキングなどの施術では、側方圧のコントロールだけでなくスケーラー内面を歯面に対して45°〜60°以下にして操作するとよいでしょう。

第一シャンクの重要性

角度を工夫するときに実際のスケーラーは歯肉縁下に挿入しているため、見て確認することが難しいです。テクニックのポイントとなるのが**第一シャンク**。第一シャンクの傾きにより、作業角度に変化をつけることができます。

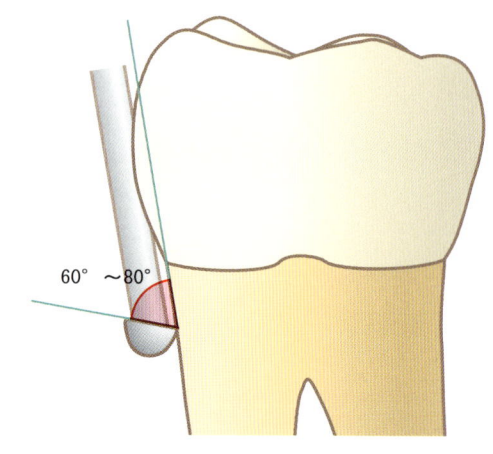

図 3-13　根面に対してスケーラーの内面 60°〜80°。

シックルスケーラー、ユニバーサルキュレット

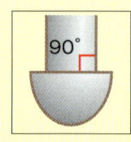

図 3-14a

第一シャンクに対して内面 90°。
歯軸に対して少しだけ傾けるとスケーリングしやすい角度になります。

グレーシーキュレット

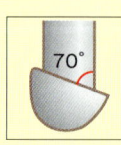

図 3-14b

第一シャンクに対して内面 70°。
第一シャンクが歯軸に平行であれば、スケーラー内面は歯面に 70°に傾いています。理想的なスケーリング角度は 60°〜80°です。
ディプラーキングのようなストロークの場合は、第一シャンクを歯面に対して少し傾け、角度を小さくするとよいでしょう。

学びポイント
- スケーリングの理想の角度
- 角度によるテクニックの使い分け

5. 各スケーラーの特徴

5-1：シックルスケーラー　sickle scalers

CHECK 1　シックルの使用目的

歯肉縁上歯石を除去します。

CHECK 2　シックルの作業端の構造

シックルには、**背面と先端がとがっているため**、主に**歯肉縁上**の歯石除去を目的にデザインされています。先端は**チップ**といいます。

シックルはスケーラー内面が**第一シャンク**に対して**90°**になっていて、**カッティングエッジが2つ**あります。歯石除去に使用するのは**先端サイド1〜2mm程度**のカッティングエッジです。

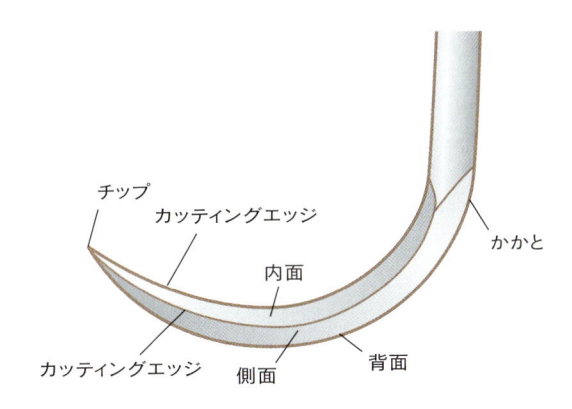

図 3-15a　曲型（カーブドタイプ）。

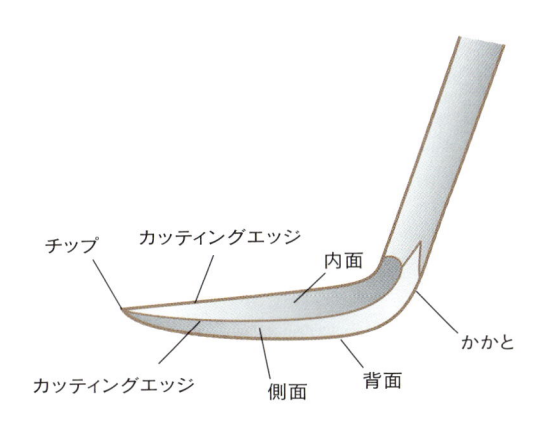

図 3-15b　直型（ジャケットタイプ）。

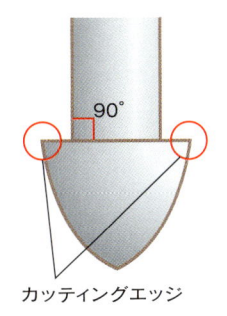

図 3-17　作業端の断面図。

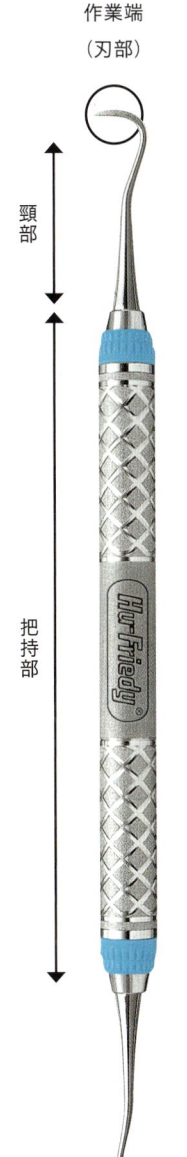

図 3-16

作業端（刃部）／頸部／把持部

スケーラーの選び方、使い方をマスターしよう

学びポイント
- シックルスケーラーの使用目的
- シックルスケーラーの作業端の構造

3 シックルの種類

　曲型（カーブドタイプ）と直型（ジャケットタイプ）があります。曲型でも大きいものや小さいもの、前歯に適合させやすいようにシャンクに傾きのあるもの、臼歯部へアクセスさせやすいシャンクの曲がったものなど、種類も豊富です。

前歯の歯頸部や歯間部のスケーリングに適している

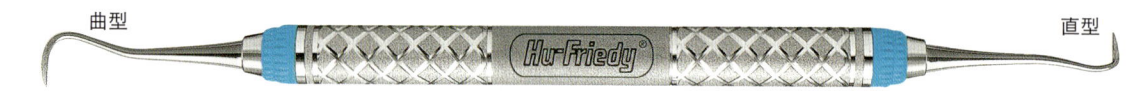

曲型　　　　　　　　　　　　　　　　　　　　　　　直型

H5/33 衛生士用

ブレードが細く、隣接歯間部に適している

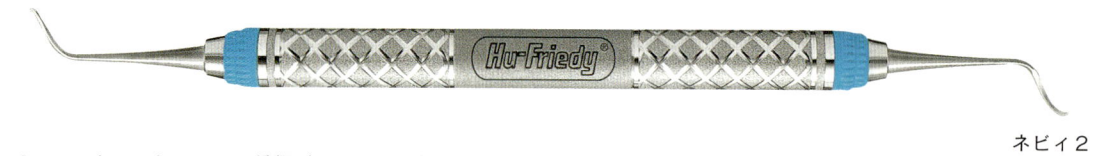

ネビィ2

図3-18　シックルスケーラーの種類（Hu-friedy社）。

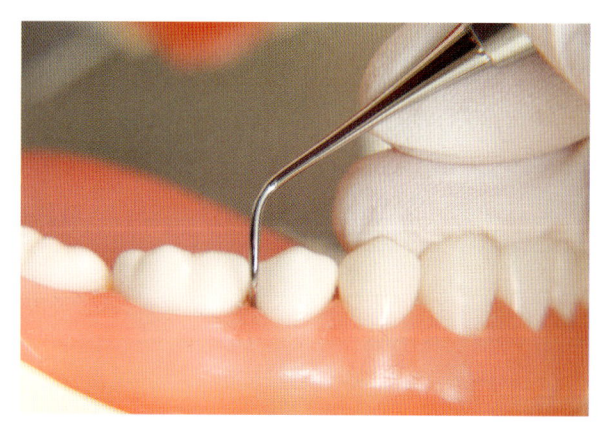

図3-19　臼歯部用シックルでのスケーリング。

学びポイント
- シックルスケーラーの種類

4 シックルの操作方法

① 執筆変法でシックルを把持する。

② 施術する歯のなるべく近い歯の咬頭に固定指を置く。

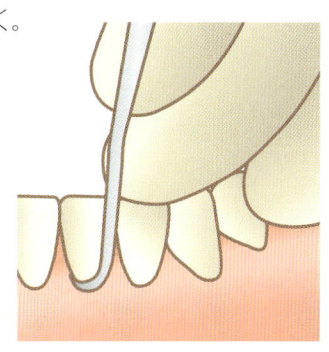

③ 歯肉縁上歯石の下に内面を滑り込ませる。このときに背面で歯肉を傷つけないようにする。

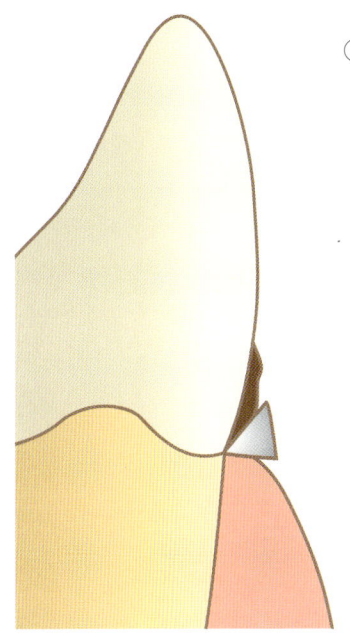

④ 第一シャンクを歯面に対して傾け、内面を歯面に対して45°〜90°（理想60°〜80°）にする。

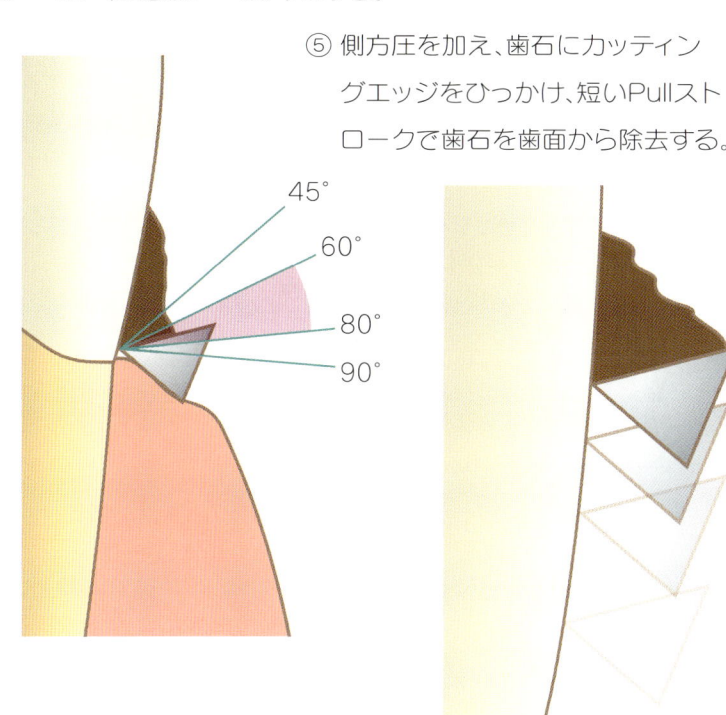

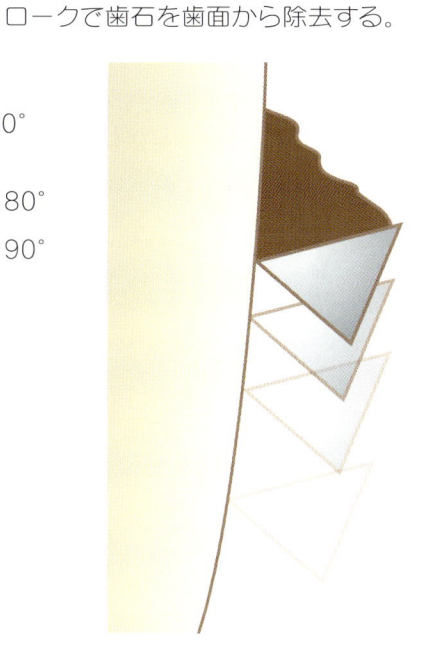

⑤ 側方圧を加え、歯石にカッティングエッジをひっかけ、短いPullストロークで歯石を歯面から除去する。

図 3-20

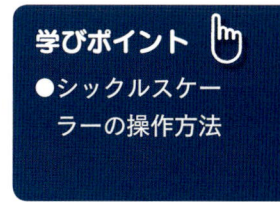

スケーラーの選び方、使い方をマスターしよう

学びポイント
● シックルスケーラーの操作方法

5-2：キュレットスケーラー　curette scalers

5-2-1：ユニバーサルキュレットスケーラー　universal curette scalers

CHECK

1　ユニバーサルキュレットの使用目的

キュレットスケーラーは**背面**と**先端**が丸く、主に歯肉縁下の歯石除去に用いられます。ユニバーサルキュレットはシックルスケーラーとデザインが似ており、歯肉縁上の歯石除去にも用いることができます。

グレーシーキュレットが開発されるまで歯肉縁下のスケーリングは、ユニバーサルキュレットで行われていました（1930年代、米国）。

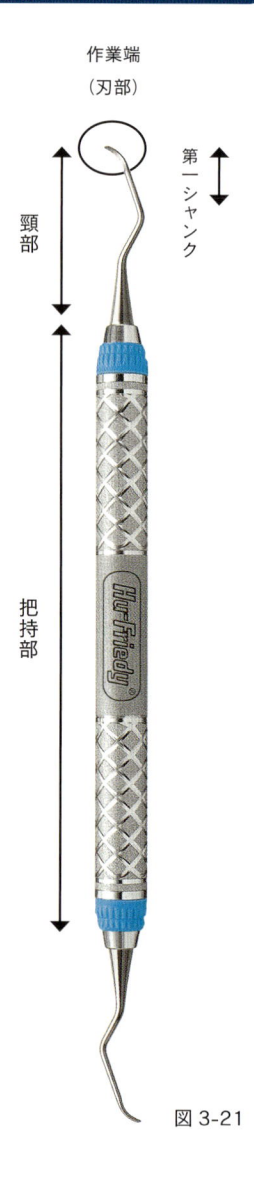

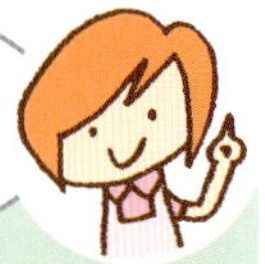

ユニバーサルキュレットの活用

ユニバーサルキュレットは使用できる部位が広範囲なため、忙しい診療で使いやすいスケーラーです。

CHECK

2　ユニバーサルキュレットの作業端の構造

ユニバーサルキュレットは、**背面と先端が丸く**、シックルスケーラーと同じく、第一シャンクと内面の**角度が90°**にデザインされており、カッティングエッジが**2つ**あります。

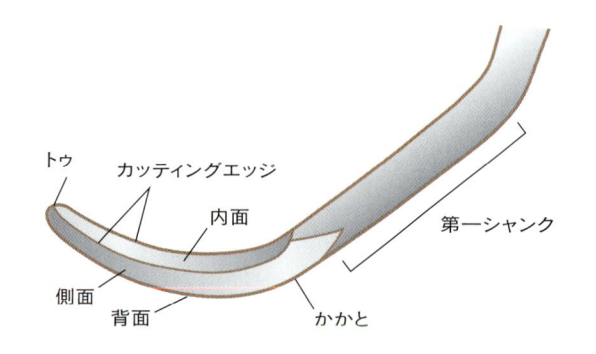

図 3-21

図 3-22

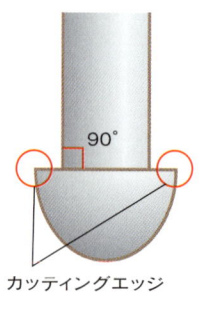

図 3-23　作業端の断面図。

学びポイント
- ユニバーサルキュレットの使用目的と作業端の構造

3 ユニバーサルキュレットの種類

　コロンビア大学型や、インディアナ大学型、ルール、ゴールドマンなどさまざまな種類があります。種類によって番号が異なり、適用部位も異なるので注意が必要です。最近は、グレーシーキュレットのシャンクデザインとユニバーサルキュレットのブレードの組み合わせでデザインされているランガーキュレット®もあるのでチェックしておきましょう。

コロンビア大学型

前歯に適している

2R/2L

臼歯部に適している

4R/4L

いろいろな部位に適応できる

13/14

ランガー

下顎臼歯部に適している

ランガー 1/2

上顎臼歯部に適している

ランガー 3/4

上顎および下顎臼歯部に適している

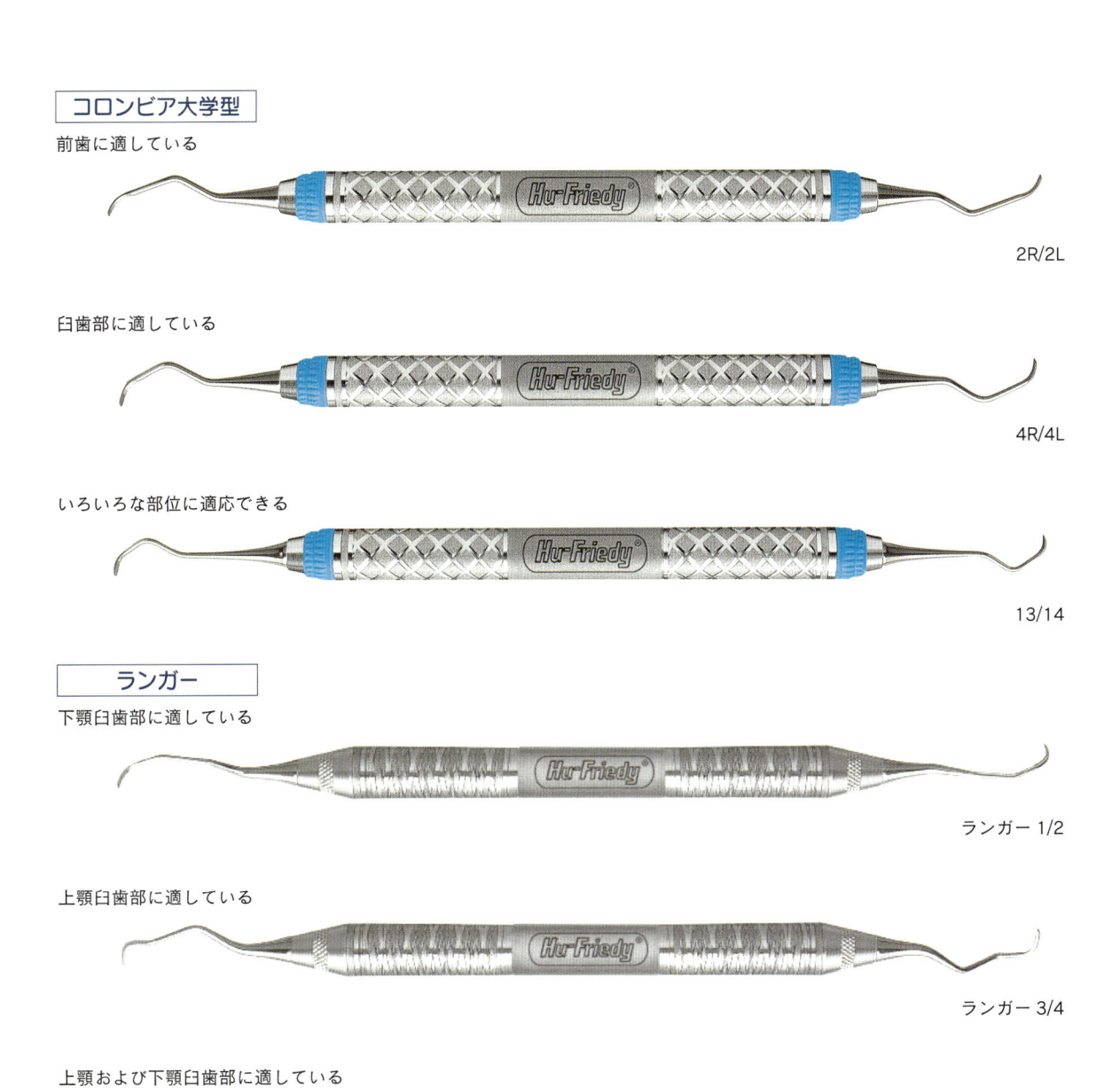

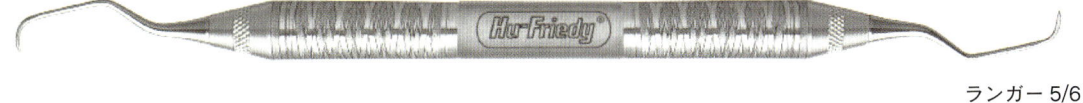

ランガー 5/6

図 3-24　（Hu-friedy 社）

スケーラーの選び方、使い方をマスターしよう

学びポイント
- ユニバーサルキュレットの種類

4 ユニバーサルキュレットの操作方法

①ユニバーサルキュレットを執筆変法で把持する。

②施術する歯のなるべく近い歯の咬頭に固定指を置く。

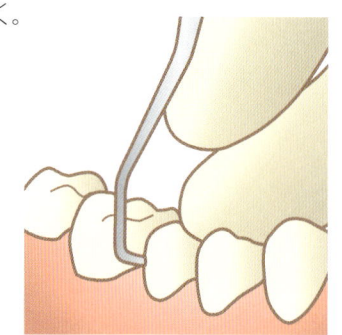

③歯石の下に内面を滑り込ませる。
このとき内面は歯面に対して40°以下（できるだけ0°に傾けるようにする）に傾け、静かに挿入する。

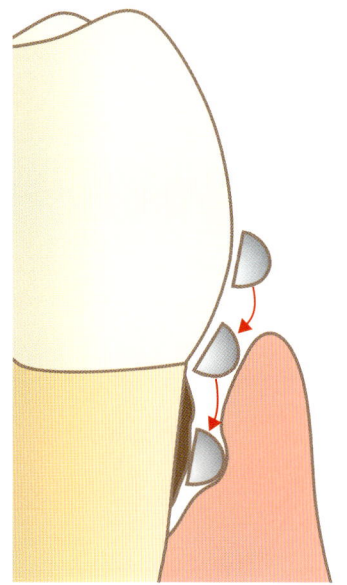

④第一シャンクを少し起こし、歯面に対して内面を45°～90°（理想60°～80°）にする。

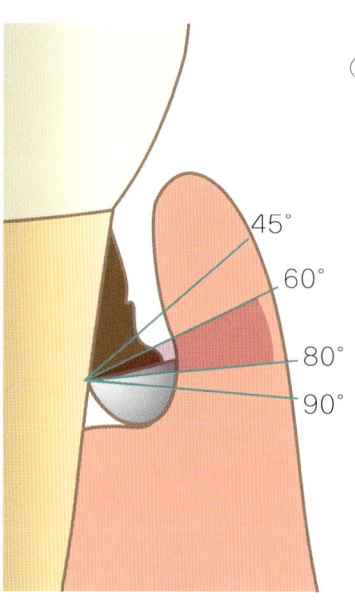

⑤側方圧を加え、カッティングエッジを歯石にひっかける。

⑥短いPullストロークで歯石を歯面から除去する。

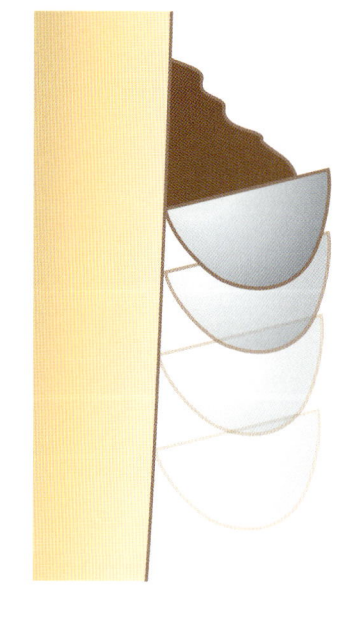

図 3-25

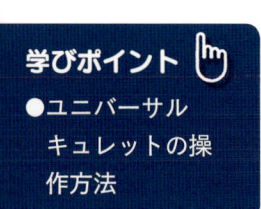

学びポイント
- ユニバーサルキュレットの操作方法

5-2-2：グレーシーキュレットスケーラー　gracey curette scalers

1 グレーシーキュレットの使用目的

　キュレットスケーラーは**背面**、**先端**が丸く、歯肉縁下の歯石除去に用いられます。グレーシーキュレットは、特に歯肉縁下用としてデザインされたスケーラーです。

　ユニバーサルキュレットでスケーリングした後、取り残された歯石などの細かい付着物を除去することを目的に仕上げ用のインスツルメントとしてグレーシーキュレットが開発されました。

2 グレーシーキュレットの作業端の構造

　グレーシーキュレットは、ユニバーサルキュレット同様先端と背面が丸くなっています。異なる点は、**第一シャンクに対して内面が 70°に傾いてデザイン**されていることです。第一シャンクを歯軸に平行にすることで歯石除去しやすい角度になっています（P.57、58 参照）。

　カッティングエッジは第一シャンクを床に対し垂直にし、下に傾いているほうに**1つ**あります。

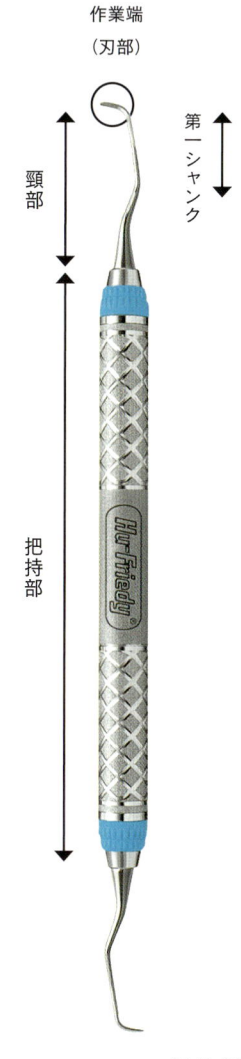

図 3-26

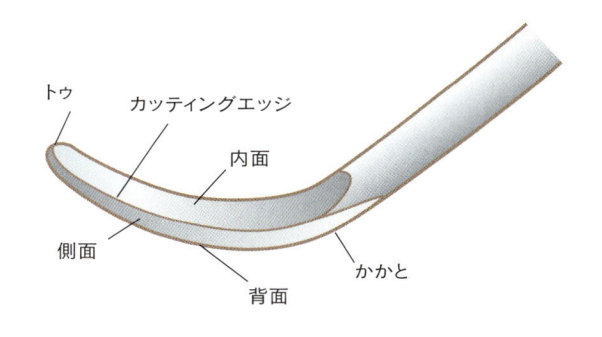

図 3-27

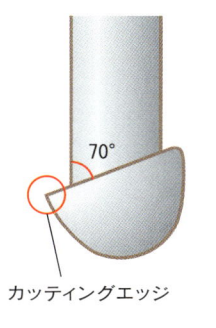

図 3-28　作業端の断面図。

スケーラーの選び方、使い方をマスターしよう

学びポイント
- グレーシーキュレットの使用目的
- グレーシーキュレットの作業端の構造

3 グレーシーキュレットの種類

①シャンクのデザイン

グレーシーキュレットにはNo.1/2〜13/14、17/18があります。施術部位によって使い分けるため多くのスケーラーの種類があります。

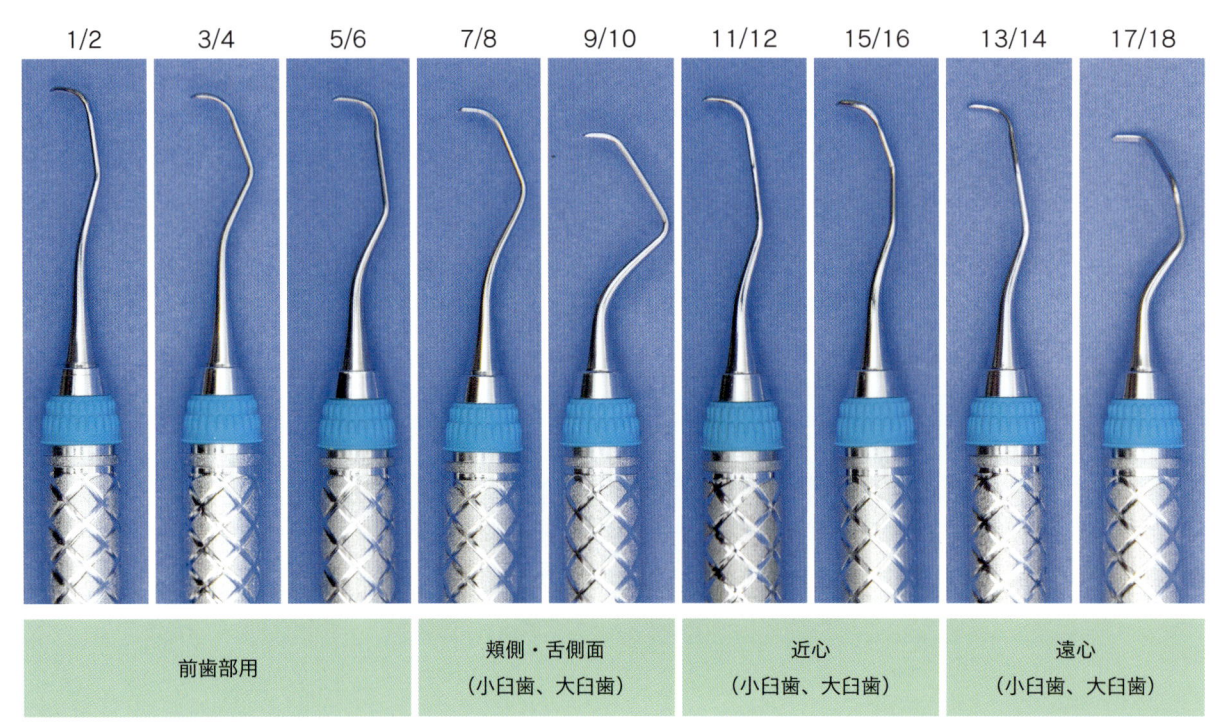

1/2	3/4	5/6	7/8	9/10	11/12	15/16	13/14	17/18
前歯部用			頬側・舌側面 （小臼歯、大臼歯）		近心 （小臼歯、大臼歯）		遠心 （小臼歯、大臼歯）	

図 3-29

グレーシーキュレットの番号と施術部位が使いにくい場合はどうするの？

患者さん個々の状態によって、施術部位にあった番号のスケーラーを選んでもうまく適合しないことがあります。グレーシーキュレットの選択ポイントは、第一シャンクが歯軸に平行でカッティングエッジが施術部位に合うものを選択すれば間違いないでしょう。

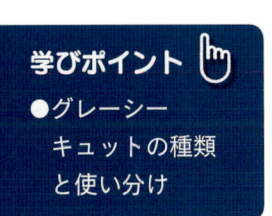

学びポイント
- グレーシーキュットの種類と使い分け

②シャンクの太さの違い

シャンクの太さにも種類があり、メーカーによって名称が異なります。

シャンクが太ければ太いほどしならなくなり、歯石をしっかりとキャッチすることができます。逆にシャンクが細いほどしなるため根面の情報をキャッチでき、硬い歯石のスケーリングというよりは、軟らかい付着物除去に適しています。Hu-Friedy社ではスタンダード、リジット、エキストラリジットと3種類の太さがあります。施術前の器具選択時にシャンクの太さも検討事項にいれておきたい項目です。

シャンクの太さが標準のグレーシーキュレット（Hu-Friedy社）。

シャンクが太いグレーシーキュレット（リジット、Hu-Friedy社）。特に硬い歯石除去用。

特にシャンクが太いグレーシーキュレット（エキストラリジット、Hu-Friedy社）。さらに硬い歯石除去用。

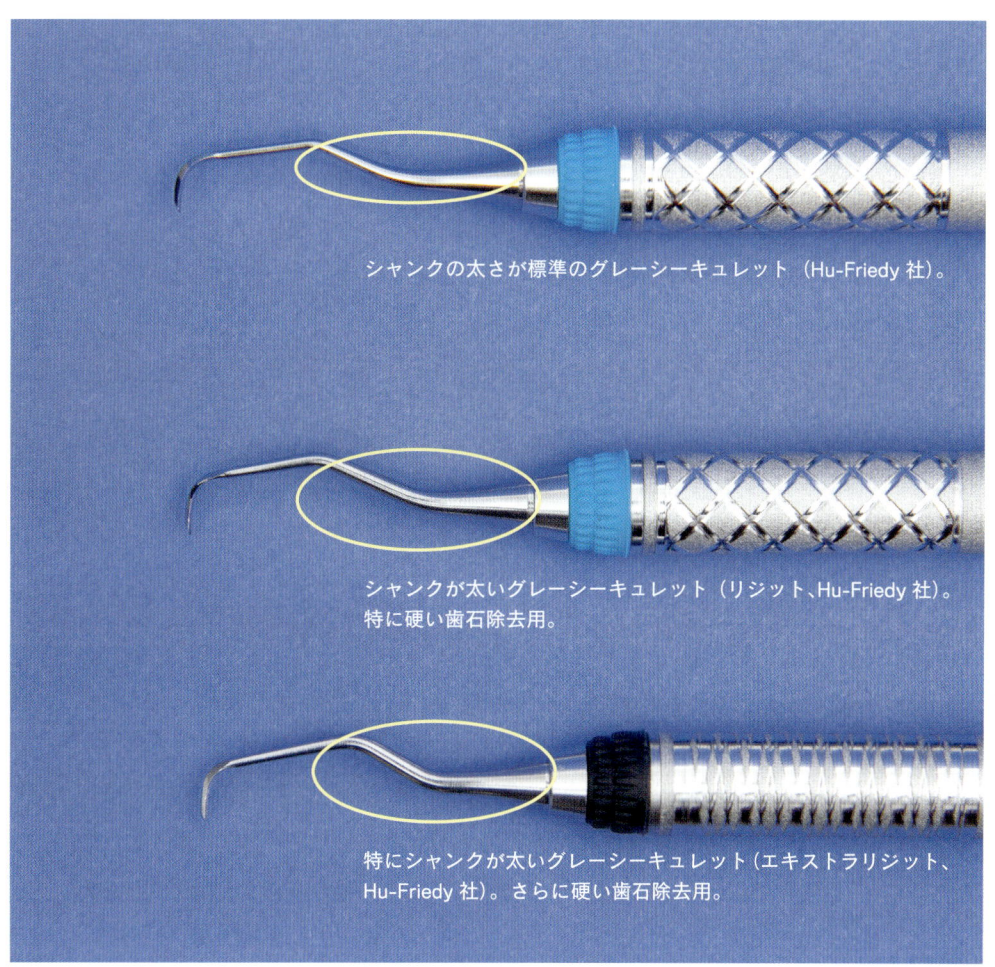

図 3-30

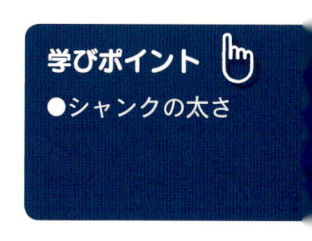

スケーラーの選び方、使い方をマスターしよう

学びポイント
●シャンクの太さ

③シャンクの長さ

　第一シャンクの長さがスタンダードタイプよりも長いタイプのものがあります。

　メーカーによって名称が異なりますが、Hu-Friedy 社製では、第一シャンクがオリジナル®のものより3mm長い"アフターファイブ®"と"ミニファイブ®"があります。両方とも**5mm以上の深いポケットに到達しやすいようにデザイン**されたスケーラーです。最近では、"マイクロミニファイブ®"というスケーラーもデザインされ、さらに狭いポケットへのアクセスもしやすいようになりました。

第一シャンクの長さ
＋3mm

オリジナル®　　アフターファイブ®　　ミニファイブ®　　マイクロミニファイブ®

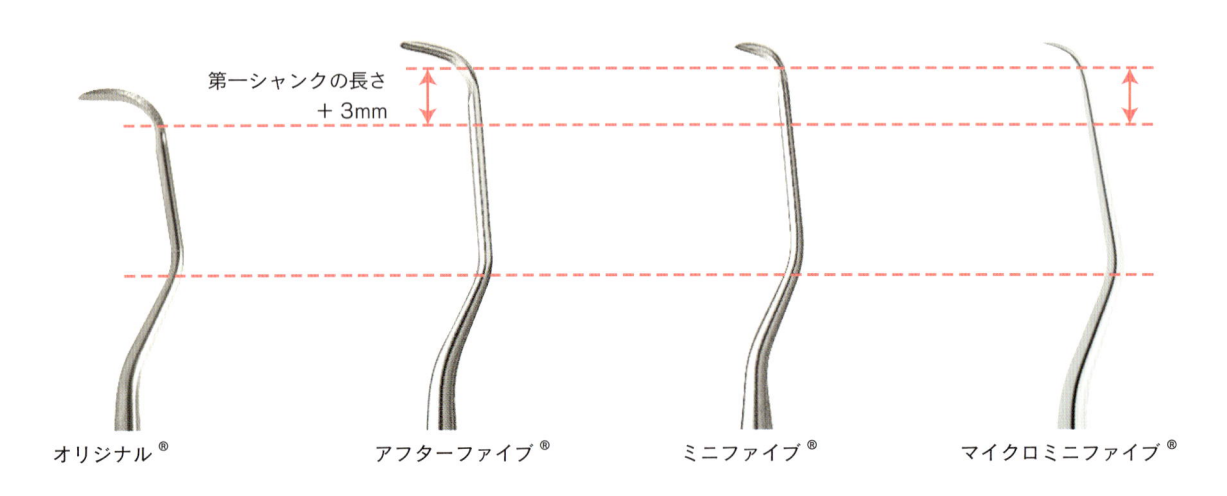

図 3-31a　　　　　　　　　　　　　　　　　　　　　　（Hu-Friedy 社）

学びポイント
●シャンクの長さ

④作業端（刃部）の長さ・幅・厚さ

　作業端の長さが通常のデザインのものより短いものや、幅が狭いものがあります。

　Hu-Friedy 社のミニファイブ®は、オリジナル®の作業端よりもさらに 1/2 短く、厚さが 10％薄いデザインです。特に**狭いポケットや根分岐部など**に使いやすいです。

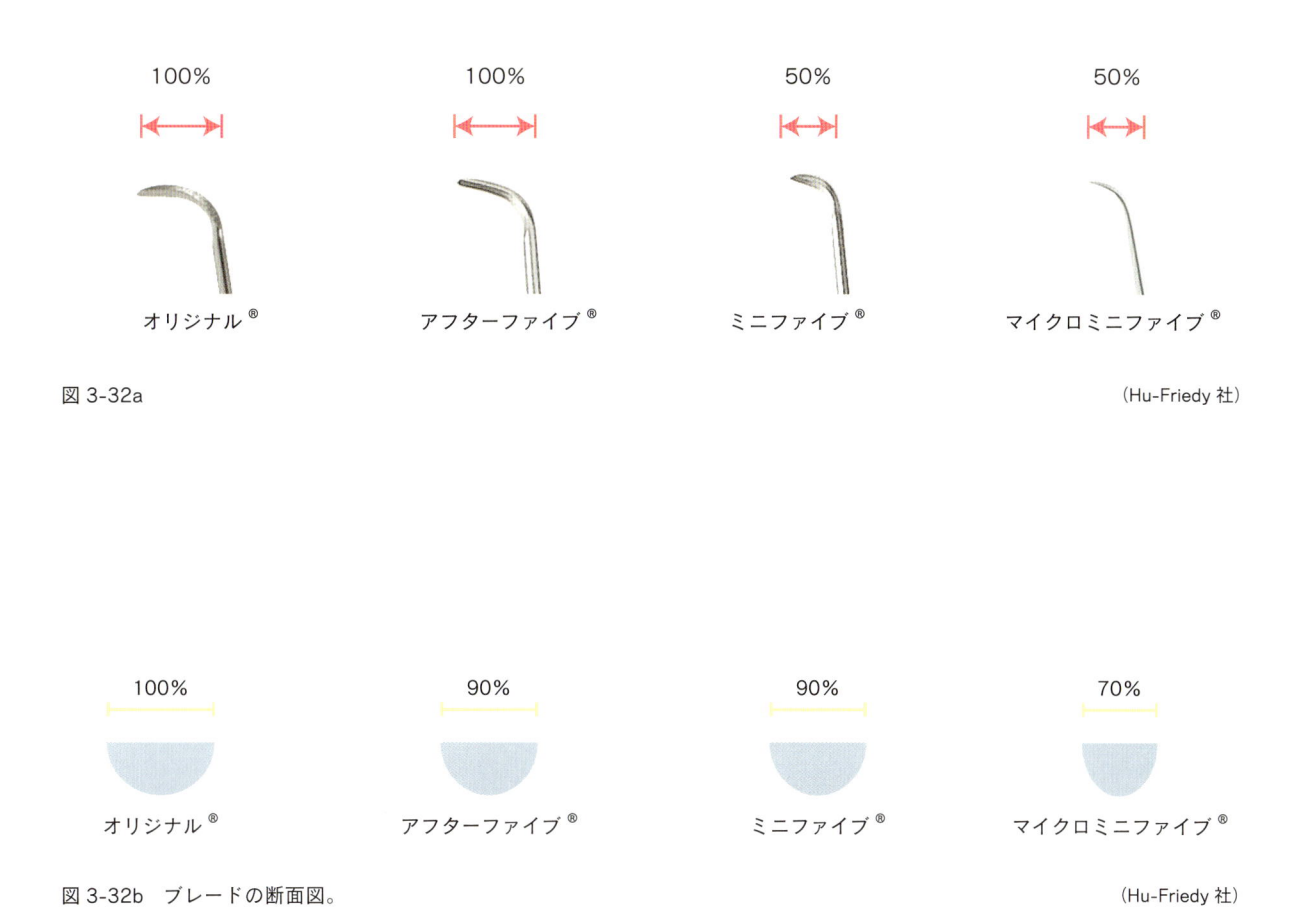

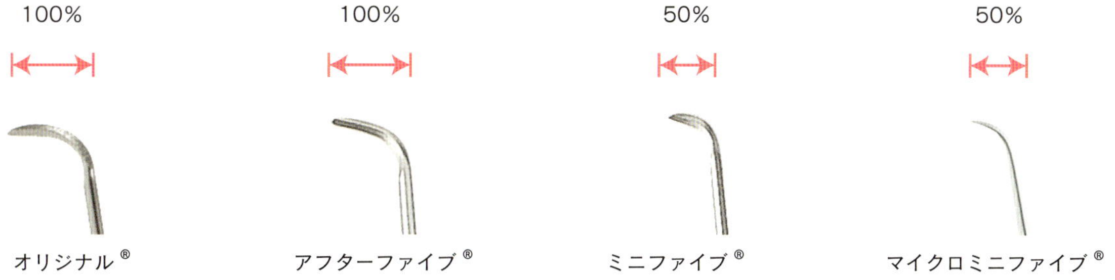

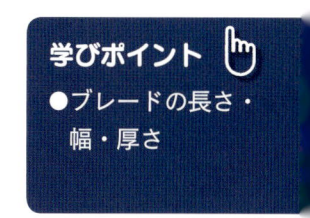

100%	100%	50%	50%
オリジナル®	アフターファイブ®	ミニファイブ®	マイクロミニファイブ®

図 3-32a　　　　　　　　　　　　　　　　　　　　　　　　　　　　（Hu-Friedy 社）

100%	90%	90%	70%
オリジナル®	アフターファイブ®	ミニファイブ®	マイクロミニファイブ®

図 3-32b　ブレードの断面図。　　　　　　　　　　　　　　　　　　（Hu-Friedy 社）

スケーラーの選び方、使い方をマスターしよう

学びポイント
●ブレードの長さ・幅・厚さ

4 グレーシーキュレットの操作方法

①グレーシーキュレットを執筆変法で把持する。

②施術する歯のなるべく近い歯の咬頭に固定指を置く。

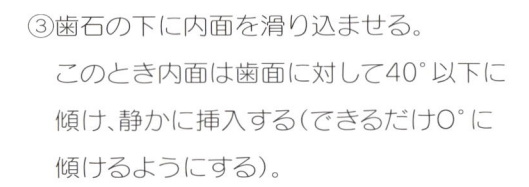

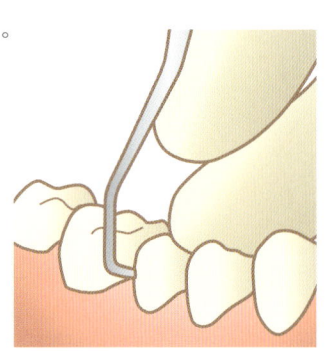

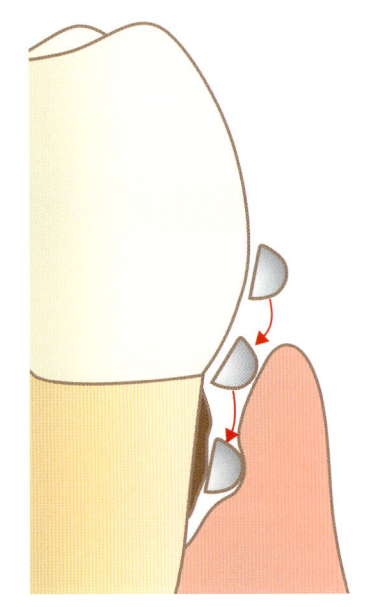

③歯石の下に内面を滑り込ませる。このとき内面は歯面に対して40°以下に傾け、静かに挿入する（できるだけ0°に傾けるようにする）。

④第一シャンクを歯軸に平行にし、歯面に対して内面を45°〜90°（理想60°〜80°）にする。

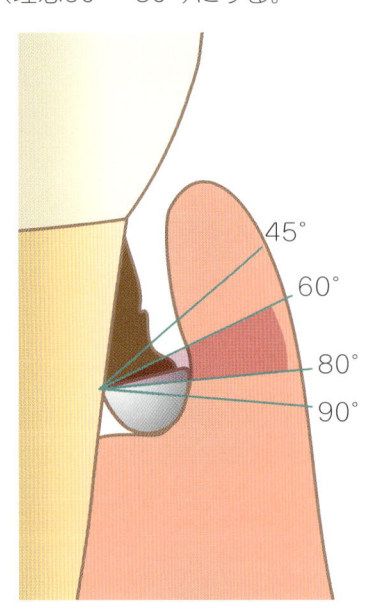

⑤側方圧を加え、カッティングエッジを歯石にひっかける。

⑥短いPullストロークで歯石を歯面から除去する。

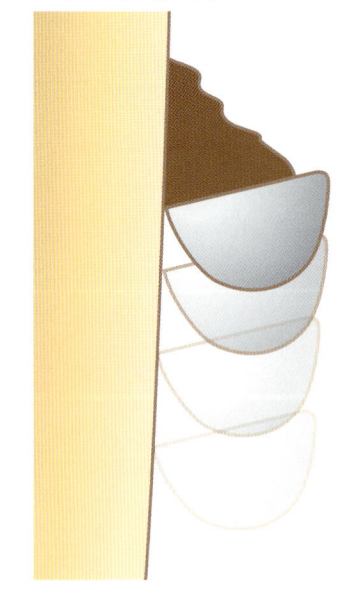

図 3-33

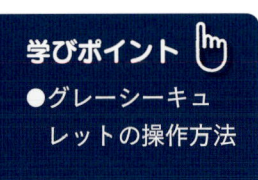

学びポイント
- グレーシーキュレットの操作方法

CHECK 6. スケーラーの選択のしかた

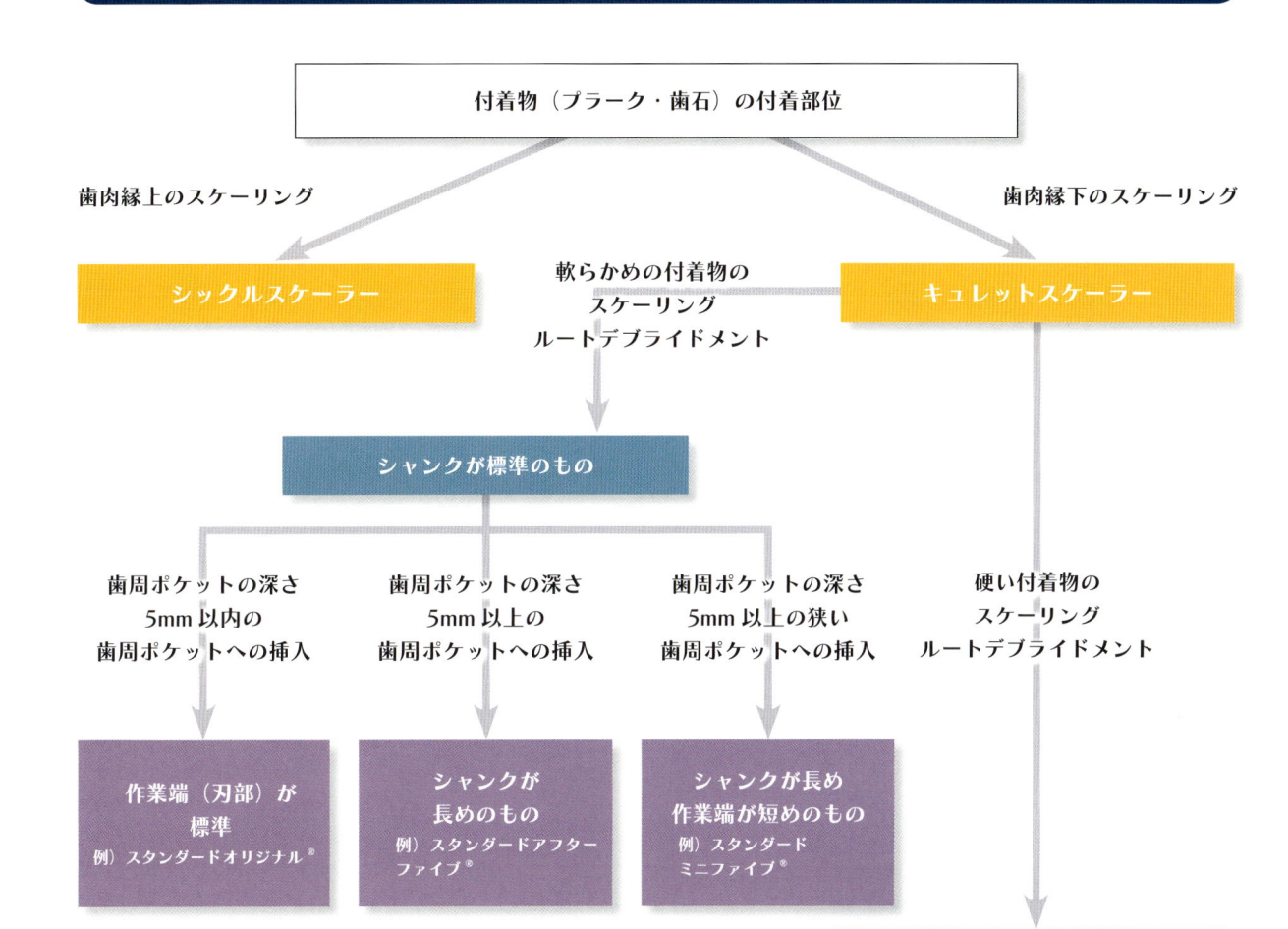

```
                    付着物（プラーク・歯石）の付着部位
                    │
    歯肉縁上のスケーリング                         歯肉縁下のスケーリング
         ↓           軟らかめの付着物の                    ↓
  シックルスケーラー    スケーリング              キュレットスケーラー
                     ルートデブライドメント
                           ↓
                    シャンクが標準のもの
```

歯周ポケットの深さ 5mm 以内の歯周ポケットへの挿入	歯周ポケットの深さ 5mm 以上の歯周ポケットへの挿入	歯周ポケットの深さ 5mm 以上の狭い歯周ポケットへの挿入
作業端（刃部）が標準 例）スタンダードオリジナル®	シャンクが長めのもの 例）スタンダードアフターファイブ®	シャンクが長め 作業端が短めのもの 例）スタンダードミニファイブ®

硬い付着物のスケーリング ルートデブライドメント
↓
シャンクが太めまたは頑丈なもの

歯周ポケットの深さ 5mm 以内の歯周ポケットへの挿入	歯周ポケットの深さ 5mm 以上の歯周ポケットへの挿入	歯周ポケットの深さ 5mm 以上の狭い歯周ポケットへの挿入
作業端が標準 例）リジットオリジナル®	シャンクが長めのもの 例）リジットアフターファイブ®	シャンクが長め 作業端が短めのもの 例）リジットマイクロミニファイブ®

（ここで挙げた例は、Hu-Friedy 社商品名です。参考にしてください。）

効率のよいスケーリングのポイント

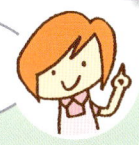

口腔内を観察し、歯石の付着状況に応じて、スケーラーを的確に選択することが、効率よく結果を出すポイントになります。自分の使用しているスケーラーを確認しておきましょう。

スケーラーの選び方、使い方をマスターしよう

学びポイント
● スケーラーの選択

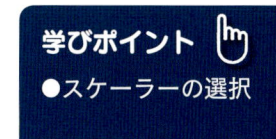

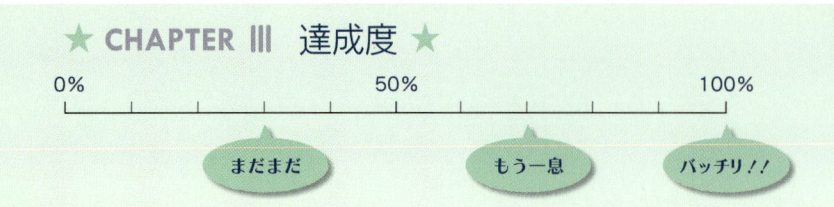

CHAPTER III この章で覚えておきたいこと

答えは P.75

★ CHAPTER III 達成度 ★

0%　　　　　　50%　　　　　　100%
　　　まだまだ　　もう一息　　バッチリ！！

参照ページ

練習問題 1
まだまだ／もう一息／バッチリ

主にスケーラーを使用する施術項目4つを答えましょう。
A．①（　　　　）、②（　　　　　　）、③（　　　　　　　）、
④（　　　　　　）

P.52

練習問題 2
まだまだ／もう一息／バッチリ

第一シャンクはどこのことをいいますか？
A．第一シャンクは（　　　　　）のすぐ上のシャンクのことをいいます。

P.53

練習問題 3
まだまだ／もう一息／バッチリ

カッティングエッジは、スケーラーの作業端のどの面が交わっている場所ですか？
A．（　　　）と（　　　）の交わる場所をカッティングエッジといい、歯石を除去する場所です。

P.54

練習問題 4
まだまだ／もう一息／バッチリ

シックルスケーラーとキュレットスケーラーの適応部位と背面の特徴を答えましょう。
A．（　　　）用であるシックルスケーラーは背面が（　　　　　）、（　　　　）用であるキュレットスケーラーの背面は（　　　）がある。

P.54

練習問題 5
まだまだ／もう一息／バッチリ

歯石を除去するにあたりスケーラー内面が歯面に対して何度が理想でしょうか。
A．理想の角度は、歯面に対して（　　　　　　　）です。

P.58

72

CHAPTER III
この章で覚えておきたいこと

答えはP.75

練習問題6 まだまだ もう一息 バッチリ □ □ □

参照ページ
P.59

下記の文のスケーラーの作業端の構造について空欄を答えましょう。
A．シックルスケーラーは、背面と先端がとがっているため、主に（　　　）の歯石除去を目的にデザインされています。先端は（　　　）といいます。シックルはスケーラー内面が（　　　）に対して（　　）になって、カッティングエッジが（　　　）あります。歯石除去に使用するのは、チップサイド（　　　）mm程度のカッティングエッジです。

練習問題7 まだまだ もう一息 バッチリ □ □ □

P.62

ユニバーサルキュレットの作業端の特徴を答えましょう。
A．ユニバーサルキュレットは、（　　）と（　　）が丸く、シックルスケーラーと同じく、第一シャンクと内面の角度が（　　　）にデザインされており、カッティングエッジが（　　　）あります。

練習問題8 まだまだ もう一息 バッチリ □ □ □

P.65

グレーシーキュレットの作業端の特徴を答えましょう。
A．グレーシーキュレットは、（　　）と（　　）が丸く、ユニバーサルキュレットと似ています。異なる点は、第一シャンクに対して内面が（　　　）に傾いてデザインされていることです。カッティングエッジは傾いている（　　　）のほうに1つあります。

73

CHAPTER III
この章で覚えておきたいこと

答えはP.75

参照ページ

練習問題 9　まだまだ　もう一息　バッチリ　　　　　　　　　　　P.71

歯周ポケットの深さが5mm以上の狭い歯周ポケットに付着している、硬い歯石の除去に必要なスケーラーの特徴は何でしょうか？
A．シャンクが（　　　　　　）（　　　　　　）、作業端（刃部）が（　　）のもの。

練習問題 10　まだまだ　もう一息　バッチリ　　　　　　　　　　　P.71

プロービング深さが5mm以上の歯周ポケットに付着しているプラークと軟らかめの歯石除去に望ましいスケーラーの特徴は何でしょうか？
A．シャンクが（　　　）のもので、（　　　）のものが望ましい。

CHAPTER III 答え

練習問題 1
A．①（スケーリング）、②（ルートプレーニング）、③（ルートデブライドメント）、④（ディプラーキング）

練習問題 2
A．第一シャンクは（作業端）のすぐ上のシャンクのことをいいます。

練習問題 3
A．（内面）と（側面）の交わる場所をカッティングエッジといい、歯石を除去する場所です。

練習問題 4
A．（歯肉縁上）用であるシックルスケーラーは背面が（とがって）、（歯肉縁下）用であるキュレットスケーラーの背面は（丸み）がある。

練習問題 5
A．理想の角度は、歯面に対して（60°〜80°）です。

練習問題 6
A．シックルスケーラーは、背面と先端がとがっているため、主に（歯肉縁上）の歯石除去を目的にデザインされています。先端は（チップ）といいます。
シックルはスケーラー内面が（第一シャンク）に対して（90°）になって、カッティングエッジが（2つ）あります。歯石除去に使用するのは、チップサイド（1〜2）mm程度のカッティングエッジです。

練習問題 7
A．ユニバーサルキュレットは、（背面）と（先端）が丸く、シックルスケーラーと同じく、第一シャンクと内面の角度が（90°）にデザインされており、カッティングエッジが（2つ）あります。

練習問題 8
A．グレーシーキュレットは、（背面）と（先端）が丸く、ユニバーサルキュレットと似ています。異なる点は、第一シャンクに対して内面が（70°）に傾いてデザインされていることです。カッティングエッジは傾いている（下）のほうに1つあります。

練習問題 9
A．シャンクが（太めまたは頑丈なもの）（長めのもの）、作業端（刃部）が（短め）のもの。

練習問題 10
A．シャンクが（標準）のもので、（長め）のものが望ましい。

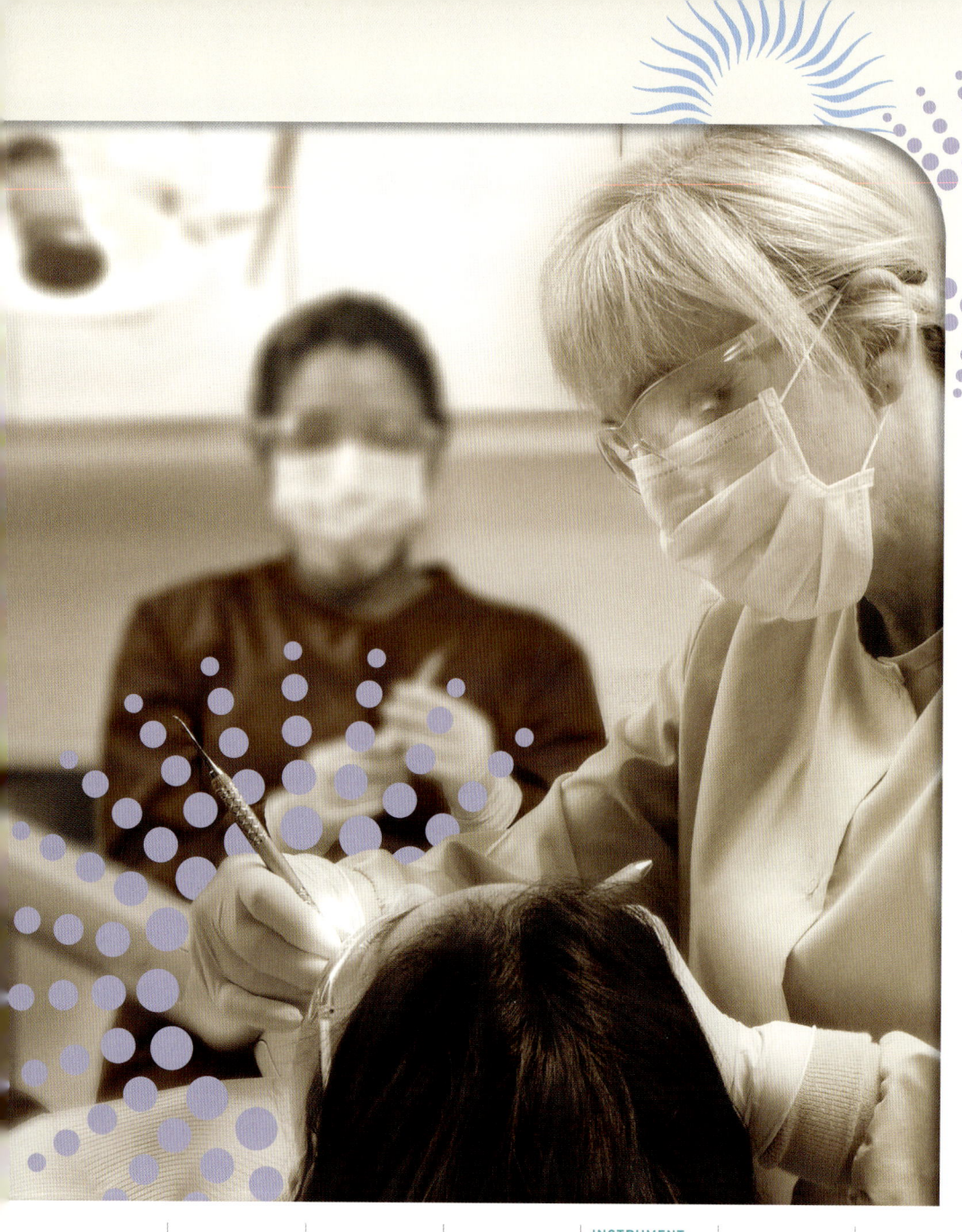

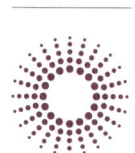

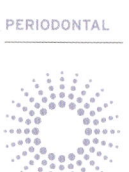

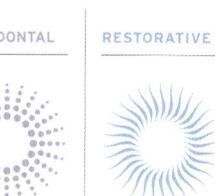

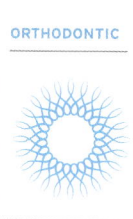

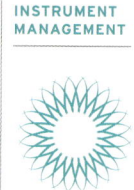

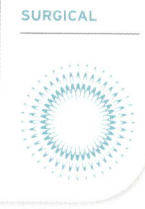

| DIAGONOSTIC | PERIODONTAL | RESTORATIVE | ORTHODONTIC | INSTRUMENT MANAGEMENT | ENDODONTIC | SURGICAL |

ヒューフレディ社は1908年に米国シカゴに設立された
100年以上の歴史がある老舗インスツルメントメーカーです。
歯周治療をはじめ、**診査**・**保存**・**矯正**・**感染管理**・**歯内療法**・**外科**等、
幅広いラインナップの製品が、熟練した職人の手によって製造されています。
多岐にわたる高い品質の製品は、世界中の臨床現場や
教育現場において高く評価・採用されています。

歯科医療に携わる多くの関係者の皆様方にヒューフレディ社の製品をより良く認知していただこうと、
2012年より各歯科分野におきまして、サークル・グラフィックのアイコンを設けました。

ヒューフレディ・ジャパン 株式会社
〒110-0016　東京都台東区台東4-24-7　須田ビル4F
Phone 03-5807-1507　　E-mail:hfj@hu-friedy.com
© 2013 Hu-Friedy Japan Co., Ltd. All rights reserved.

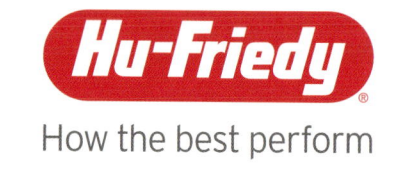

Hu-Friedy
How the best perform

CHAPTER IV
インスツルメンテーションの基本操作

インスツルメントに関しての知識は整理できたでしょうか？ インスツルメンテーションはさまざまな動きを合わせて操作しています。
この章では、器具の動かし方をひとつひとつ分解し、理解を深めましょう。

1. インスツルメンテーションの基本操作の種類

インスツルメンテーションの基本操作には、4つの運動と側方圧があります。
　この動きの種類を組み合わせることで、プロービング、探知ストローク、スケーリングストロークなどを行うことができます。まずそれぞれの動きを理解しましょう。

> 1：ストローク運動
> 　　　手首前腕運動（P.80）……………… ❶側方運動（P.80）
> 　　　　　　　　　　　　　……… ❷上下運動（P.81）
> 　　　デジタル運動（P.82）
> 2：歯面に沿わせる動き（P.83）
> 　　　ピボット運動（P.83）
> 　　　回転運動（P.84）
> 3：側方圧（P.85）

基本操作の確認

手首前腕運動？　ピボット運動？　頭の中に「？」がでてきても大丈夫。この章で解説しています。操作方法を1つずつ理解していきましょう。

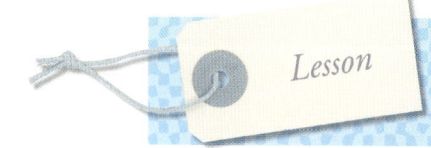

Lesson　インスツルメンテーションの基本の動かし方を確認してみよう！
DVD Lesson3

DVDを見ながら上記の4つの運動と側方圧を確認してみましょう。

基本操作の種類を理解する目的って何ですか？

基本操作の種類には使用目的や用途があります。それらを理解せずに、ストロークの使い分けを曖昧になんとなく動かし続けていると、「自分の施術内容が、的確で結果がでているのか？」という判断ができません。「自分の施術内容が的確だったか？」と自己判断するためには、施術目的に合わせストローク選択を考えながら、施術に臨むとよいでしょう。

学びポイント
● ストロークの種類

基本操作を学ぶ前に確認しておきたいこと

●手首・前腕の位置

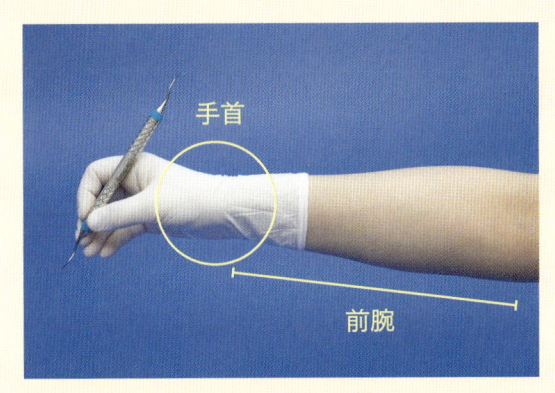

図4-1　自分の手首と前腕の位置を確認しましょう。操作するときは、手、手首、前腕をリラックスしている状態になるよう施術維持を工夫しましょう。

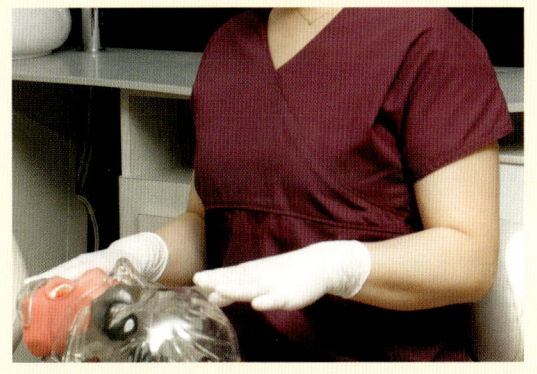

図4-2　ひじを直角に曲げ、前腕、手首、手が水平になるような位置で操作できるようにしましょう。

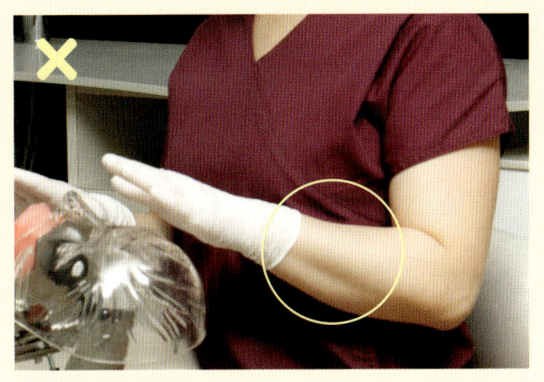

図4-3a　前腕が上がりすぎ。

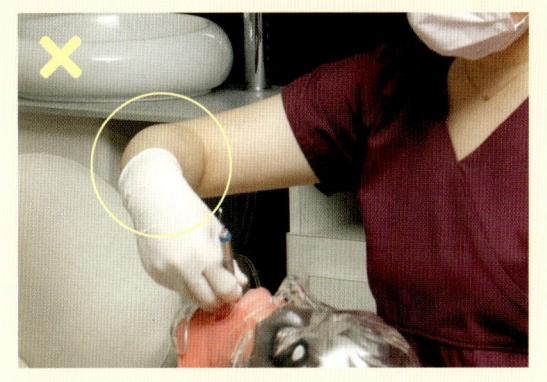

図4-3b　手首が上がりすぎ。

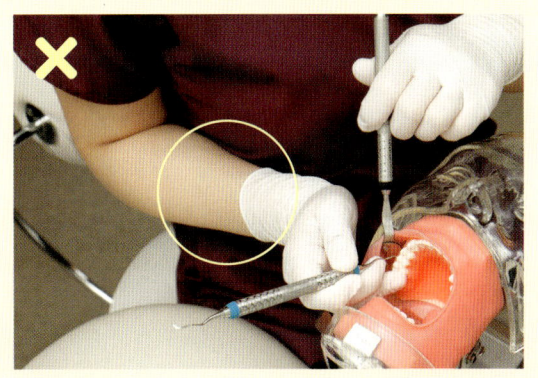

図4-3c　手首が下がりすぎ。

インスツルメンテーションの基本操作

2. ストローク運動

2-1：手首前腕運動

手首前腕運動には、**❶側方運動**と**❷上下運動**があります。

前腕の強い筋肉、手首、手を使ってストロークの負担を分担し、固定指を中心とした回転運動を行います。この運動はテコの利点を応用し、疲労を最小限に抑えることができます。**スケーリングの基本操作は、できるだけこの操作方法を使用することをおすすめします。**

❶ 側方運動　side to side

側方運動は、固定指を支点としてひじ下から前腕、手首を一体化し、側方に回転させます。回転させることで、インスツルメントの作業端は上下に動きます。

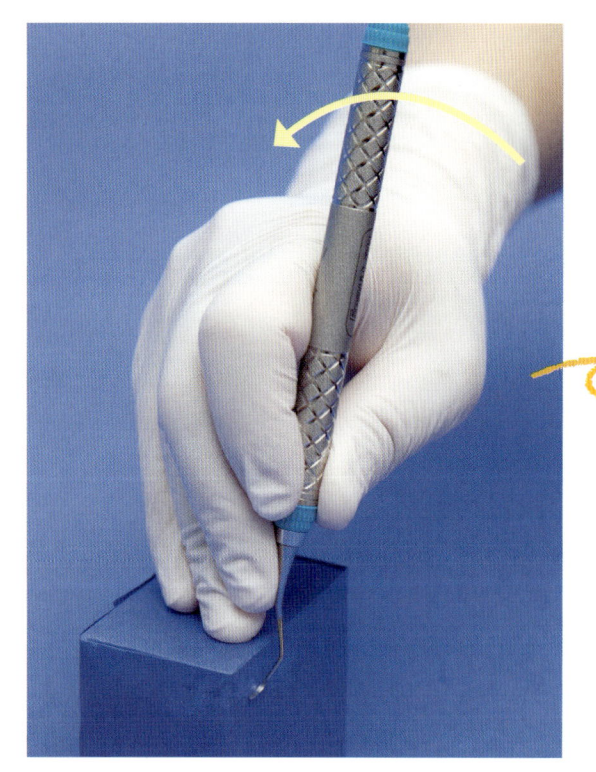

図 4-4a　回転前。 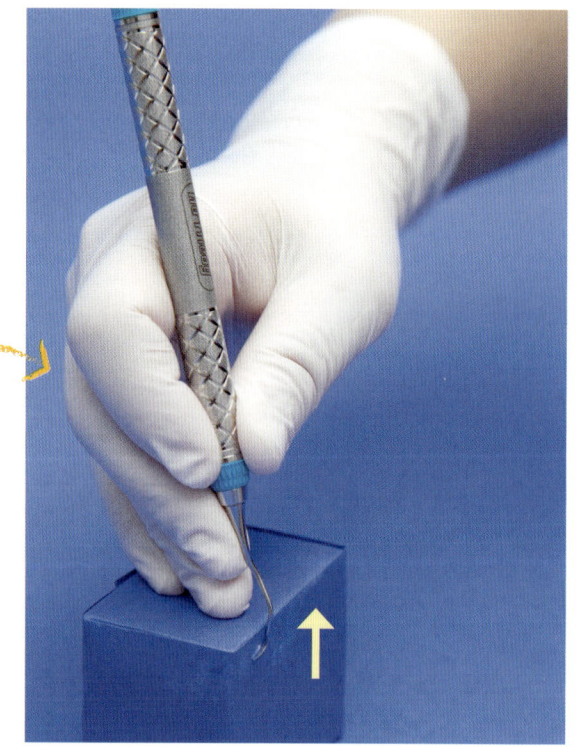　　図 4-4b　回転後。

学びポイント
● 側方運動

2 上下運動　up and down

　上下運動は、固定指を支点として、手首を上下に動かします。手首を上下に動かすことにより、作業端が上下に動きます。

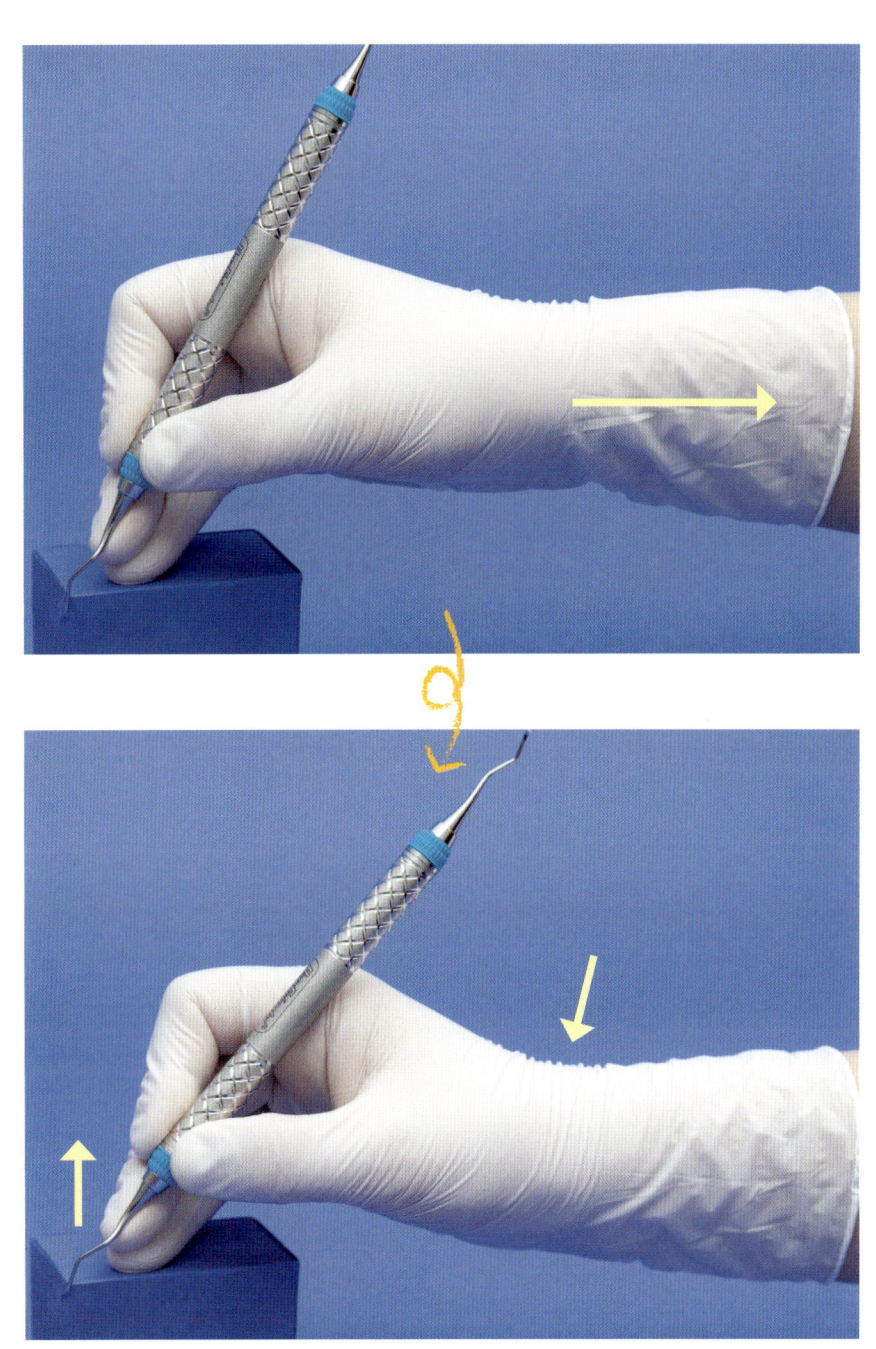

図4-5a、b　前腕を引くようにし、手首を上下に動かし作業端を上下に動かす。

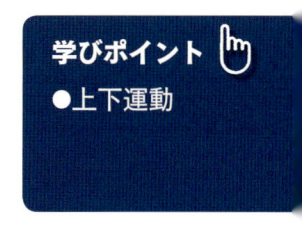

インスツルメンテーションの基本操作

学びポイント
●上下運動

2-2：デジタル運動（指の屈伸運動）

　デジタル運動は、手首前腕運動でスケーリングを行いにくい限られた範囲（根分岐部や狭くて深いポケットなど）で指を屈伸させ、インスツルメントを動かす運動です。

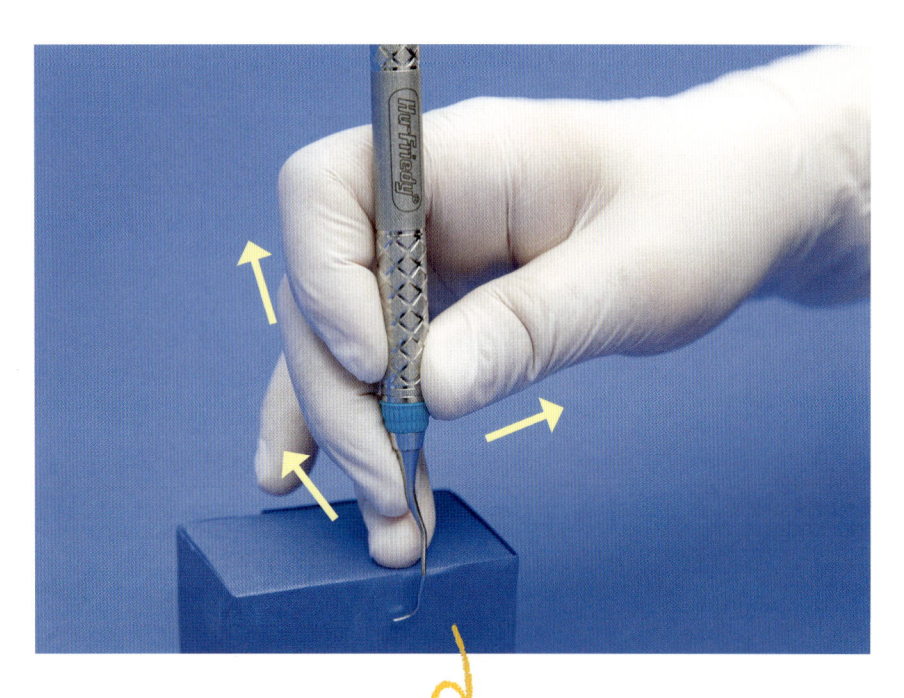

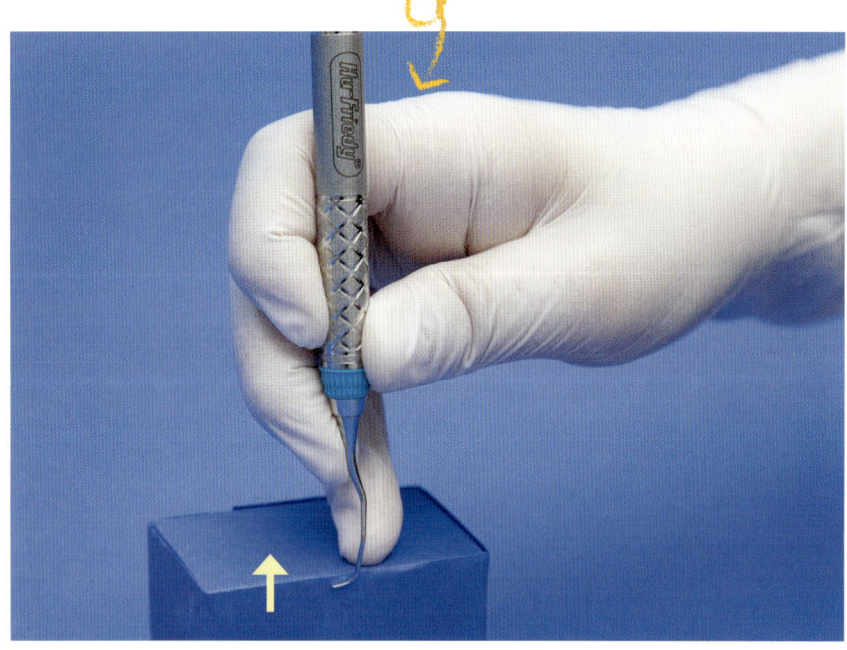

図4-6a、b　親指、人差し指、中指を上下に屈伸させながら行い、作業端を上下に動かす。

学びポイント
●デジタル運動

デジタル運動の活用

この動きだけで歯石除去などを行うと指が疲労するため、手首前腕運動と併用しながら、適宜使用することをおすすめします。

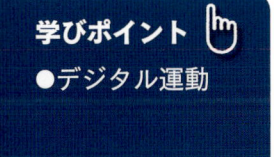

3. 歯面に沿わせる動き

3-1：ピボット運動　pivot

　ピボット運動は、固定指を中心にインスツルメントの作業端を歯面に沿わせ、歯軸に平行に横へ移動させるための動きです。固定指を中心にコンパスのような動きです。

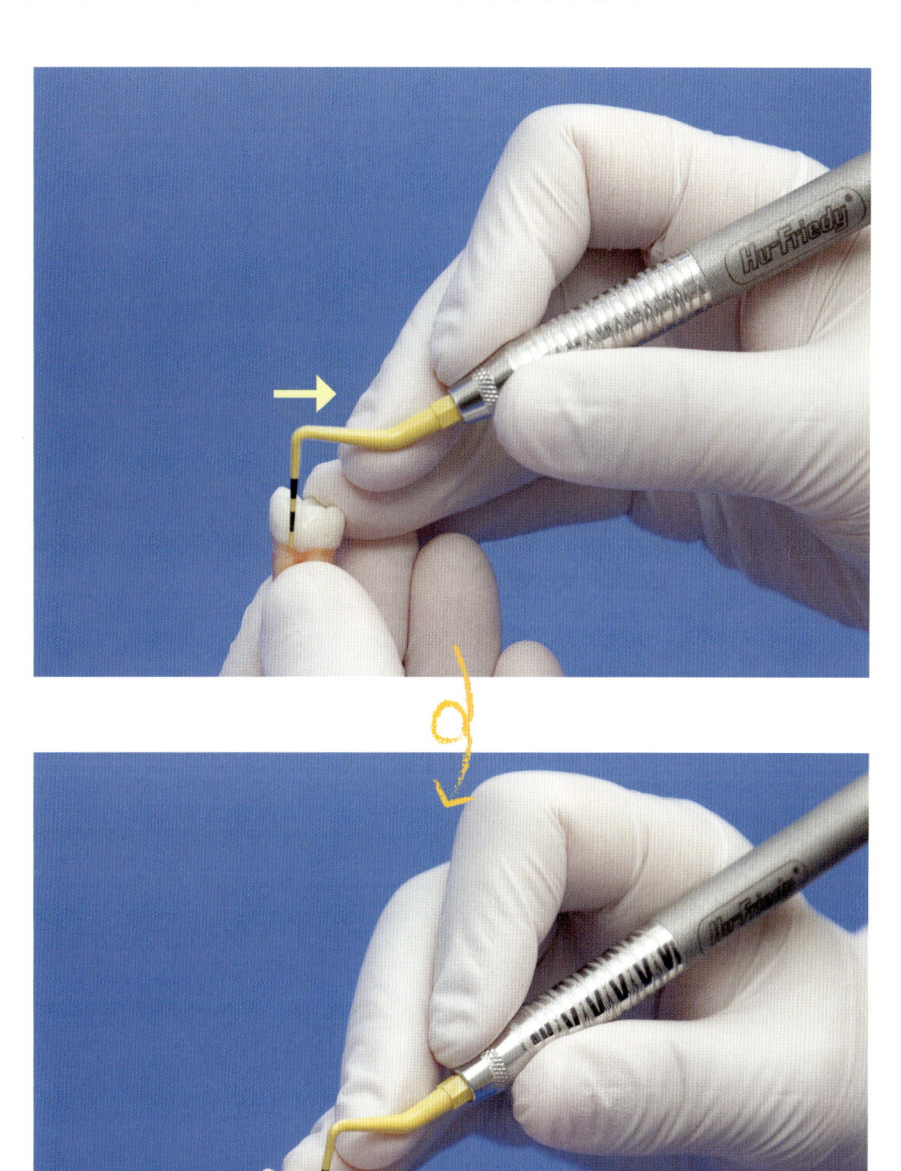

図4-7a、b　作業端を歯面に沿わせ歯軸に平行に横へ移動させる。

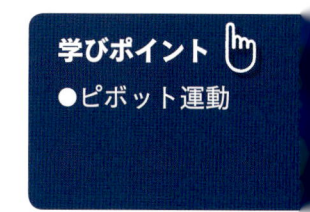

インスツルメンテーションの基本操作

学びポイント
●ピボット運動

3-2：回転運動　the handle roll

　回転運動は、親指と人差し指でインスツルメントを回転させ、作業端の側面を歯面の曲面に沿わせる運動です。

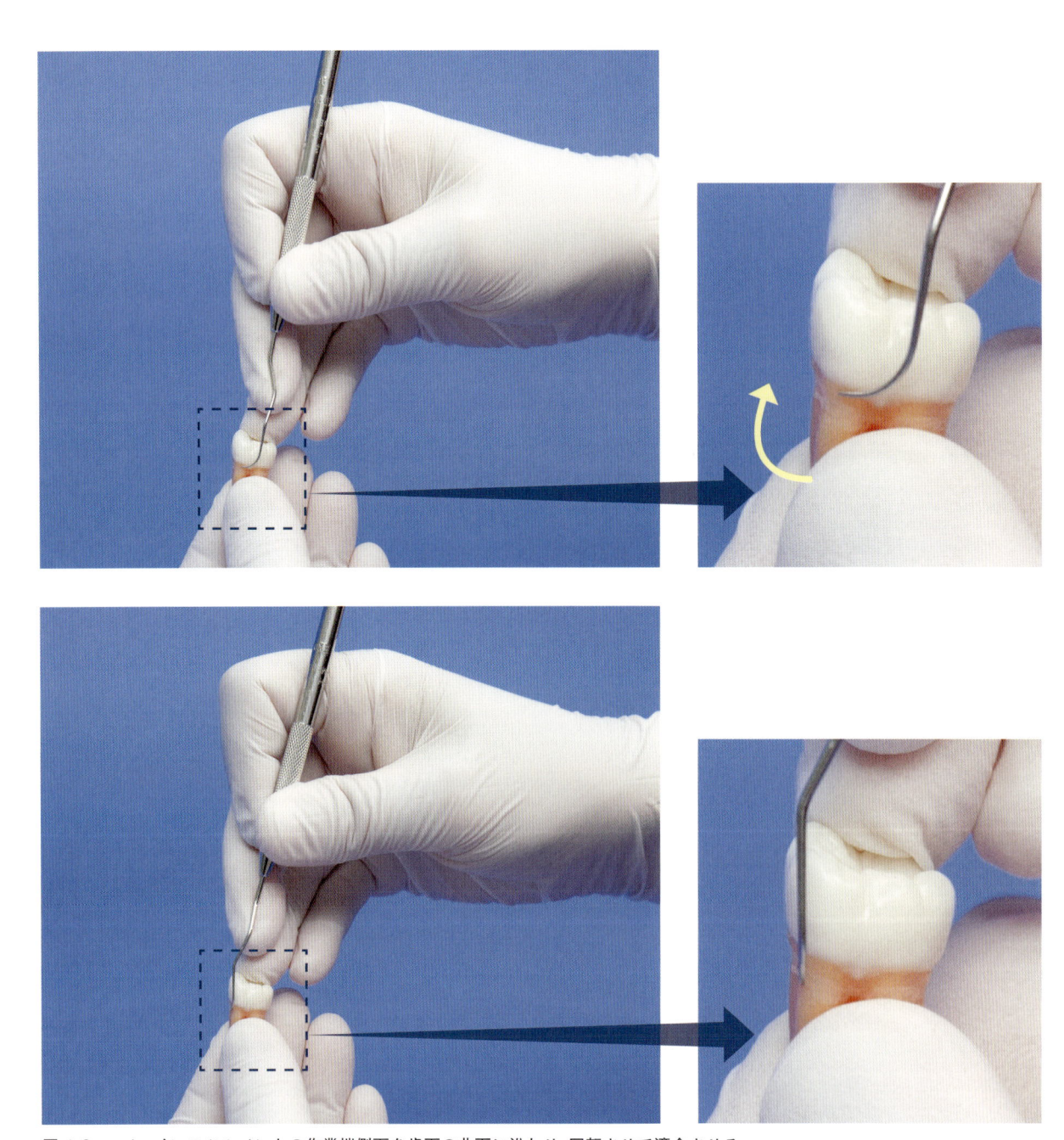

図4-8a～d　インスツルメントの作業端側面を歯面の曲面に沿わせ、回転させて適合させる。

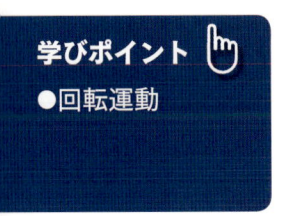

学びポイント
●回転運動

4. 側方圧

　側方圧とは、キュレット刃部のカッティングエッジから歯面に対して力を加えるときに生じる圧です。側方圧をかけることにより、スケーラーのカッティングエッジに歯石をキャッチさせ、ひっかけることで歯石を取れやすくします。

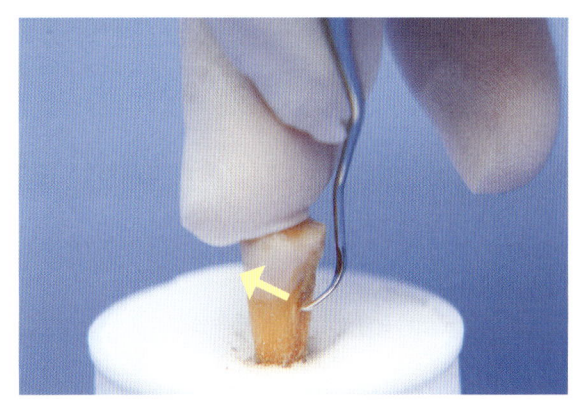

図4-9　側方圧。

1　側方圧のかけ方

　親指と人差し指、中指で圧を対象物方向へ加えます。手首前腕運動などからのストロークの力で、フィンガーレストを中心に回転させることで加えることもできます。

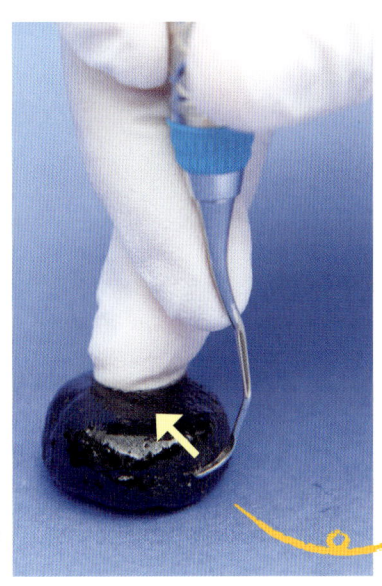

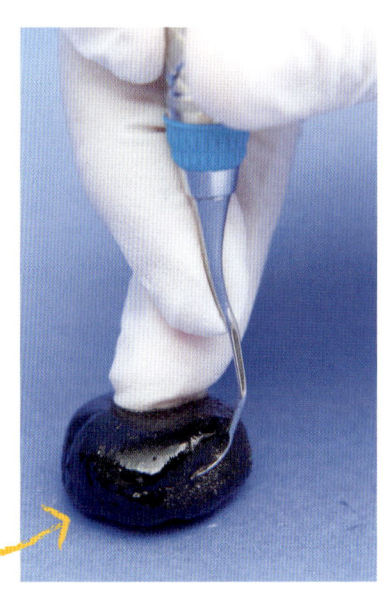

図4-10a、b　グミに沿わせた刃部が側方圧をかけることにより、食い込んでいる様子がわかる。

なぜ、側方圧をコントロールする必要があるの？
　側方圧の強弱を調整することで、根面・セメント質や歯石付着の状況を総合的に判断し、目的に合わせ微調整を行い、的確に施術を行うことができます。

インスツルメンテーションの基本操作

学びポイント
●側方圧のかけ方

2 側方圧を強くしたいとき……（主にスケーリング、ルートデブライドメント）

シャンクを**中指の爪の横**に添えます。中指の爪の横は硬く、圧が加わっても安定しやすいです。

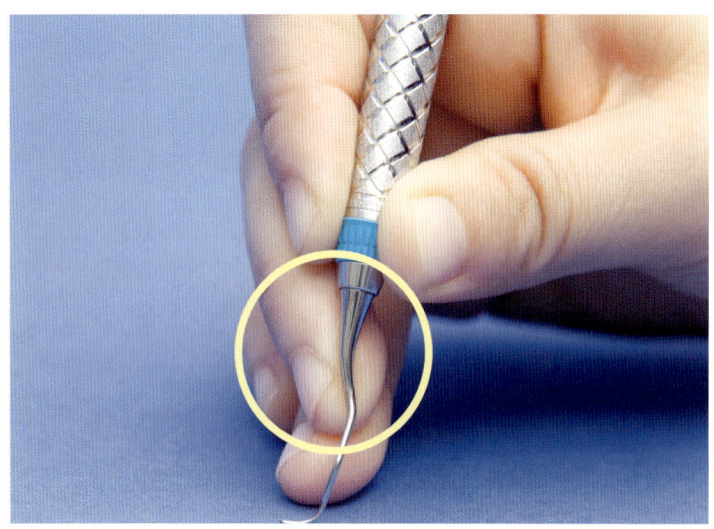

図 4-11
（指先の力の違いを見るためにグローブを装着していません）

3 側方圧をかけない施術のとき…（主にプロービング、探知ストロークなど）

シャンクを**中指の腹**に添えます。中指の腹は柔らかく、作業端の振動をキャッチしやすいです。

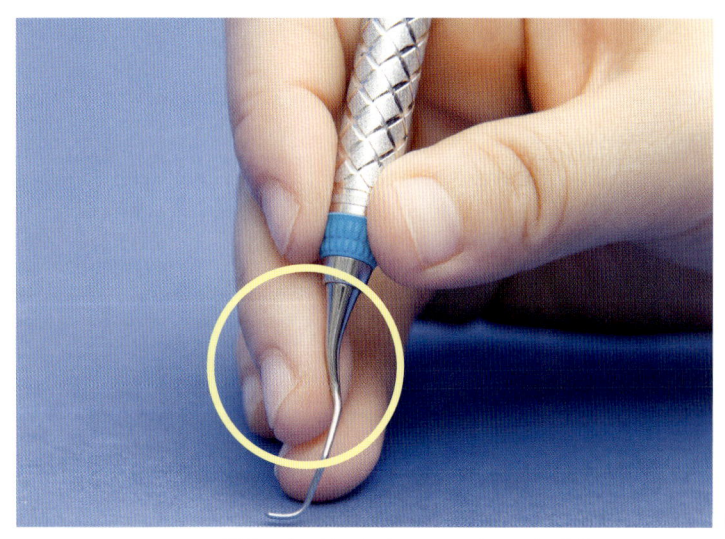

図 4-12
（指先の力の違いを見るためにグローブを装着していません）

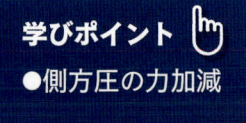

学びポイント
●側方圧の力加減

側方圧の力加減って、どう選択して使い分ければよいですか？

歯石を探知するときには、側方圧は一切加えません。歯石を除去するときは、歯石の硬さに合わせて、歯を傷つけない程度の圧を加えます。また、根面のデブライドメントを行う際は、歯石を取るときよりも軽い圧を加えます。

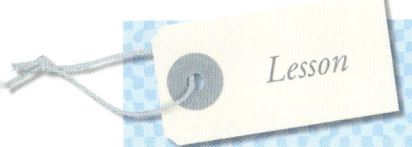

Lesson ストローク運動の練習

★鉛筆（ペン）とインスツルメント（プローブ、エキスプローラー、スケーラー）を用意してください。

1. 手首前腕運動──側方運動（side to side）の練習

Step1
①執筆変法で鉛筆（ペン）を持ちます。
②右の図の大きな赤いポイント●に利き手ではないほうの人差し指を置いてください。
③その指の上に固定指を置きます。
④鉛筆（ペン）の先を小さな赤いポイント●に置いてください。
⑤「手首前腕運動」の「側方運動」でリズミカルに小さな赤いポイント●をタッチしていきます。
⑥慣れてきたら、同様に黄色ポイント●でも行ってください。

Step2
①執筆変法でプローブを持ちます。
②上記②〜⑥を同様に行ってください。
　同様にエキスプローラー、スケーラーでも練習しましょう。

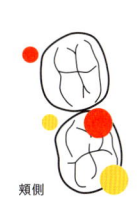

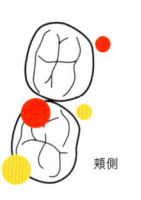

右利き用／左利き用
頬側

図 4-13

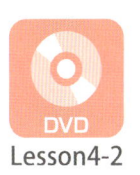

Lesson4-1

2. 手首前腕運動──上下運動（up and down）の練習

Step1
①執筆変法で鉛筆（ペン）を持ちます。
②右の図の大きな赤いポイント●に利き手ではないほうの人差し指を置いてください。
③その指の上に固定指を置きます。
④鉛筆（ペン）の先を小さな赤いポイント●に置いてください。
⑤「手首前腕運動」の「上下運動」でリズミカルに小さな赤いポイント●をタッチしていきます。
⑥慣れてきたら同様に黄色のポイント●でも行ってください。

Step2
①執筆変法でプローブを持ちます。
②上記②〜⑥を同様に行ってください。
　同様にエキスプローラー、スケーラーでも練習しましょう。

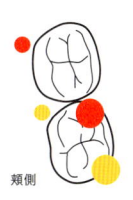

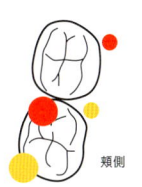

右利き用／左利き用
頬側

図 4-14

Lesson4-2

インスツルメンテーションの基本操作

★輪ゴムを用意してください。

CHECK ☐ **3. デジタル運動（指の屈伸運動）の練習**

①利き手でない手で、写真のようにゴムを持ちます。

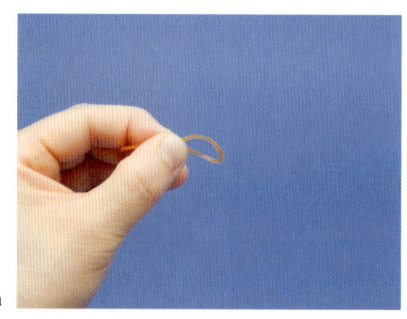

図 4-15a

②利き手の固定指をゴムを持つ手の中指に置きます。

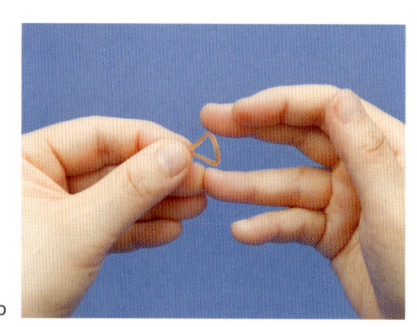

図 4-15b

③写真のように利き手の3本の指（親指・人差し指・中指）でゴムを持ってください。

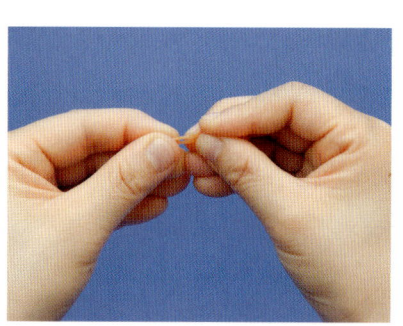

図 4-15c

④このとき、ゴムがたわまないようにします。

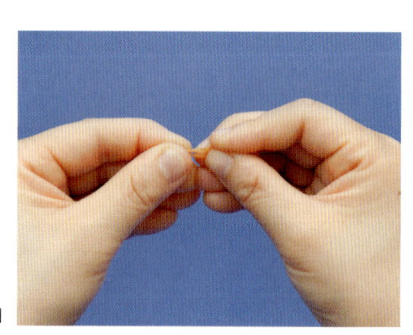

図 4-15d

⑤利き手の3本の指で、デジタル運動を繰り返し行います。

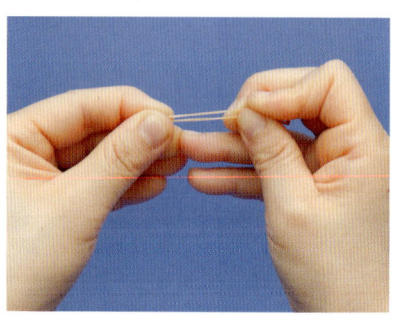

図 4-15e

Lesson4-3

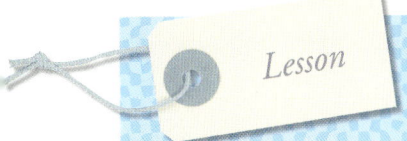

Lesson ♪ 歯面に沿わせる動きの練習

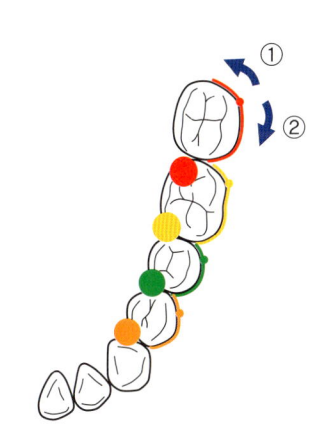

★鉛筆（ペン）とプローブを用意してください。

☑ 1. ピボット運動（Pivot）の練習

Step1
①執筆変法で鉛筆（ペン）を持ちます。
②下の図の大きな赤いポイント●に利き手ではないほうの人差し指を置いてください。
③その指の上に固定指を置きます。
④鉛筆（ペン）の先を遠心隅角の赤い点●に置いてください。
⑤「ピボット運動」（P.83 参照）で赤いライン⌒を遠心隅角～遠心へ、なぞっていきます。
※この時、鉛筆（ペン）が傾かないようにしてください（歯軸に平行にします）。
⑥遠心隅角の赤い点に戻り、「ピボット運動」で赤いライン⌒を遠心隅角～近心へなぞっていきます。
⑦何度か往復して動きを確認しましょう。
⑧慣れてきたら同様に他の色も行ってください。

Step2
①執筆変法でプローブを持ちます。
②上記②～⑧を同様に行ってください。

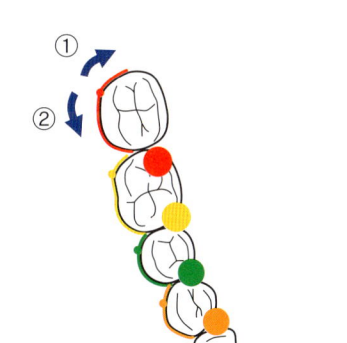

図 4-16

インスツルメンテーションの基本操作

89

★鉛筆（ペン）とエキスプローラー、スケーラーを用意してください。

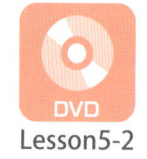

2．回転運動（The handle roll）の練習

Step1
①執筆変法で鉛筆（ペン）を持ちます。
②下の図の大きな赤いポイント●に利き手ではないほうの人差し指を置いてください。
③その指の上に固定指を置きます。
④小さな赤いポイント●に鉛筆（ペン）の先を置いてください。
⑤鉛筆（ペン）の先をポイントに置きながら、鉛筆（ペン）を矢印の方向にそれぞれ回転させます。
⑥慣れてきたら同様に黄色のポイント●でも行ってください。

Step2
①執筆変法でエキスプローラーを持ちます。
②上記②～⑥を同様に行ってください。

point!　エキスプローラーの作業端の背面を小さな赤いポイントにつけます。

point!　エキスプローラーの作業端を、遠心へ回転させる時は遠心に、近心へ回転させる時は近心に向けてください。

同様にスケーラーでも練習しましょう。

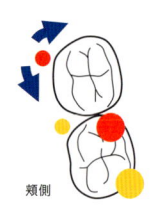

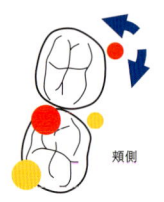

図 4-17

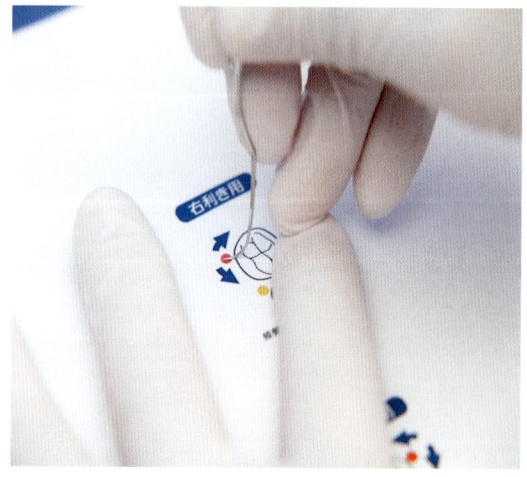

図 4-18　先端の背面を使用し、実習する。

Lesson 側方圧の練習

Lesson6 DVD

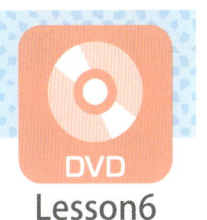

★鉛筆（ペン）を用意してください。執筆変法で鉛筆（ペン）を持ちましょう。

CHECK
①執筆変法で鉛筆（ペン）を持ちます。
②下の図の大きな赤いポイント●に利き手ではないほうの人差し指を置いてください。
③その指の上に固定指を置きます。
④鉛筆（ペン）の先を遠心隅角の青いポイント●の上に置いてください。
⑤歯の形態のライン上の赤いポイントまで、なぞっていきます。
⑥ポイントに到達したら、"ぐっ"と歯の方向へ力を加え、とめます（p.85、86 参照）。
⑦同じように赤ラインからポイントまで、遠心隅角～遠心、遠心隅角～近心へ順に同様に繰り返します。
⑧慣れてきたら同様に他の色も行ってください。

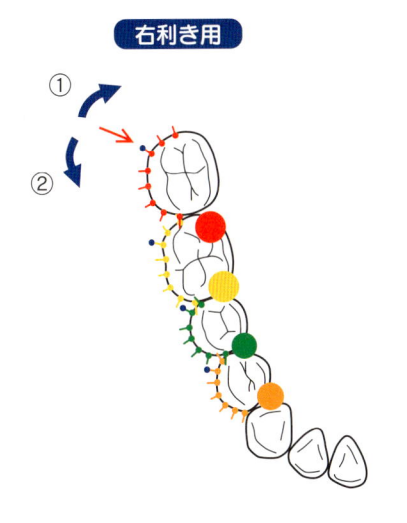

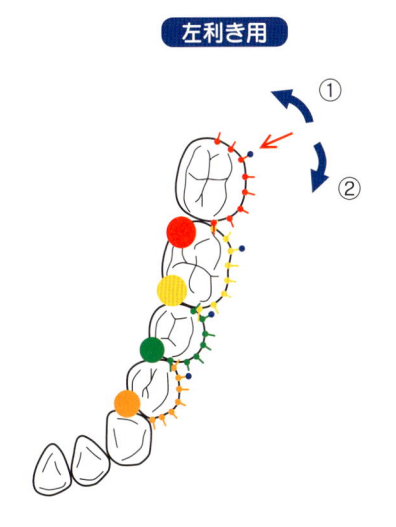

図 4-19

インスツルメンテーションの基本操作

別冊 歯科衛生士 THE JOURNAL OF DENTAL HYGIENIST

上達しないのにはワケがある！

歯周インスツルメンテーション
ズバリ紐解く 私の 問題点＆改善点

監修
大住祐子

執筆者
上村佳子／貴島佐和子／小谷康子／小松原夕香／志柿洋美／仲田清乃／西端三貴子

"どうしてうまくいかないの？"と感じたら、自分に磨きをかけるチャンスです！！！

本書の使い方例

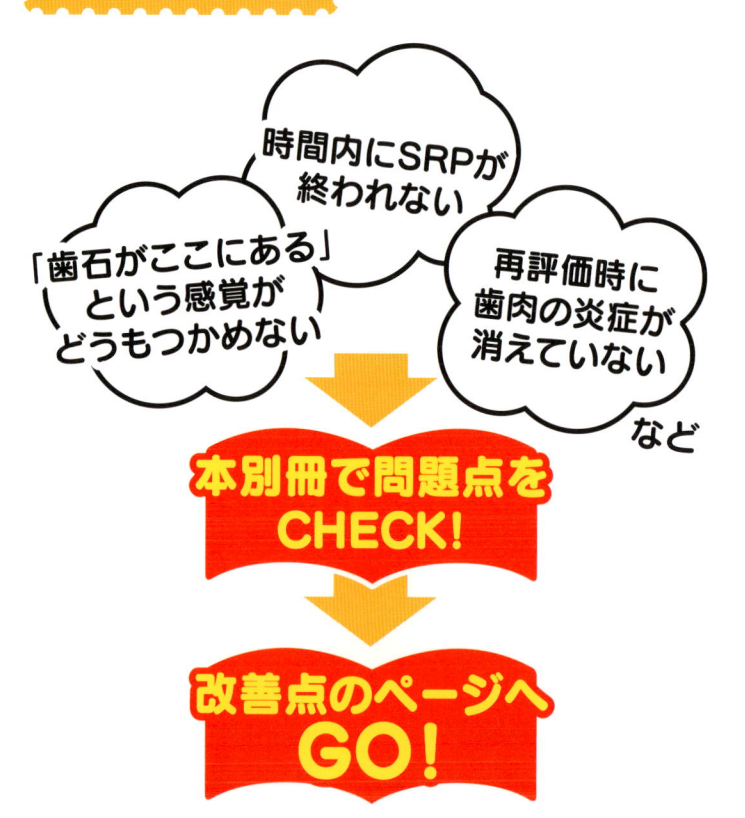

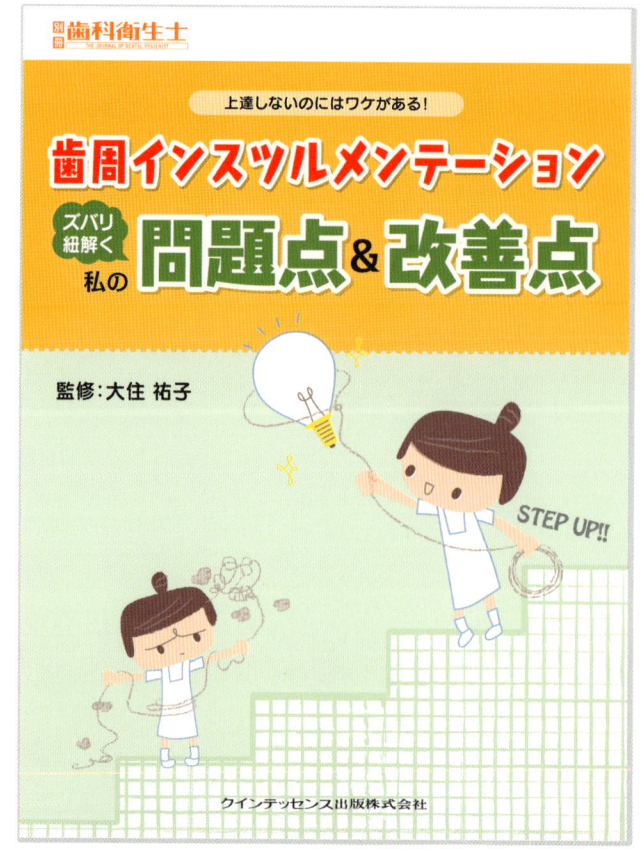

- 時間内にSRPが終われない
- 「歯石がここにある」という感覚がどうもつかめない
- 再評価時に歯肉の炎症が消えていない

など

→ 本別冊で問題点をCHECK!

→ 改善点のページへGO!

STEP UP!!

●サイズ：A4判変型　●96ページ　●定価：2,940円（本体2,800円・税5％）

クインテッセンス出版株式会社
〒113-0033　東京都文京区本郷3丁目2番6号　クイントハウスビル
TEL 03-5842-2272（営業）　FAX 03-5800-7592　http://www.quint-j.co.jp/　e-mail mh@quint-j.co.jp

CHAPTER V

ストローク方程式

　複雑な動きをしているストロークも分解してみると、シンプルな動きが合わさっています。ストロークの組み合わせ（ストローク方程式）への理解を深めましょう。「CHAPTER Ⅳ：インスツルメンテーションの基本操作」で学んだ運動、施術目的に合わせたストローク方法を次のLessonで学びましょう。

1. プロービングストローク

手首前腕運動（デジタル運動）＋ピボット運動

　固定指を支点として、手首前腕運動（デジタル運動）を行いながら、ピボット運動を行います。プローブの作業端を歯軸に平行にし、歯面に沿わせて移動します。

2. 探知ストローク（エキスプローリング）

手首前腕運動（デジタル運動）＋ピボット運動＋回転運動

　エキスプローラーを使用する場合は、エキスプローリングといいます。固定指を支点として、手首前腕運動（デジタル運動）を行いながら、ピボット運動でエキスプローラーの作業端を歯面に沿わせて移動します。歯面の曲面に沿わせながら、作業端を回転運動で沿わせて移動させます。側方圧をかけずに行います。主にエキスプローラーを使って行いますが、スケーラーも使用できます。

3. スケーリングストローク

手首前腕運動（デジタル運動）＋ピボット運動＋回転運動＋側方圧

　スケーラーの作業端を歯面の曲面に沿わせながら、作業端を回転運動で沿わせ、探知ストロークを行います。歯面に付着物があるときに側方圧を加え、付着物を除去します。

※デジタル運動は、症例に応じて適宜使用します。
　対象症例については、P.82 をご参照ください。

効率よく施術するために

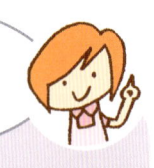

スケーラーのインスツルメンテーションには3種類のストロークがあり、側方圧の強さに強弱をつけ必要に応じて連続的に行います。

連続したストローク	探知 → スケーリング → ルートプレーニング → 探知
側方圧の強弱	探知 ＜ ルートプレーニング ＜ スケーリング

学びポイント
● ストロークの種類

Lesson プロービングストロークの練習

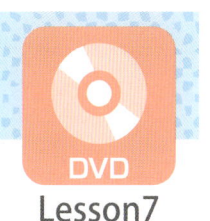

DVD Lesson7

★鉛筆（ペン）とプローブを用意してください。

手首前腕運動（デジタル運動） + **ピボット運動**

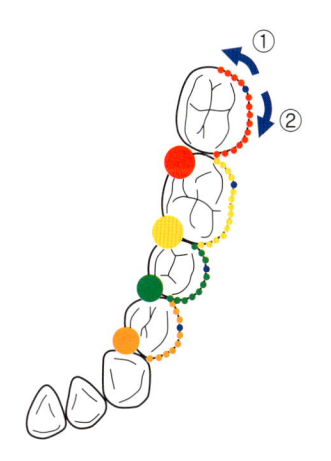

☐ CHECK Step1

①執筆変法で鉛筆（ペン）を持ってください。

②下の図の大きな赤いポイント●に、利き手ではないほうの人差し指を置いてください。

③その指の上に固定指を置いてください。

④鉛筆（ペン）の先を遠心隅角の青いポイント●に置いてください。

⑤**手首前腕運動**（P.80 参照）でリズミカルに青いポイント●をタッチしてください。

⑥動きに慣れてきたら、再度鉛筆（ペン）の先を遠心隅角の青いポイント●に置いてください。

⑦**ピボット運動**（P.83 参照）で赤いポイント●の上を遠心隅角〜遠心へなぞってください。次に遠心隅角〜近心に同様になぞってください。

⑧同様に他の色も行いましょう。

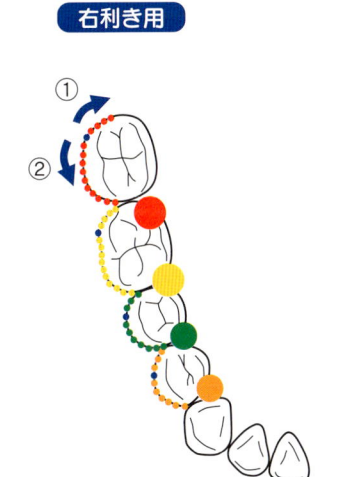

ストローク方程式

図 5-1

Step2

①執筆変法で鉛筆（ペン）を持ってください。

②Step1の⑤と⑦を同時に行います。青いポイント●から遠心隅角〜遠心へリズミカルにタッチして移動してください。

③青いポイント●に戻り、遠心隅角から近心へ赤いポイント●をリズミカルにタッチして移動してください。

④何度か往復して動きを確認しましょう。これが**プロービングストローク**です。

⑤慣れてきたら同様に他の色も行いましょう。

Step3

①執筆変法でプローブを持ってください。

②Step2の②〜⑤を同様に行います。

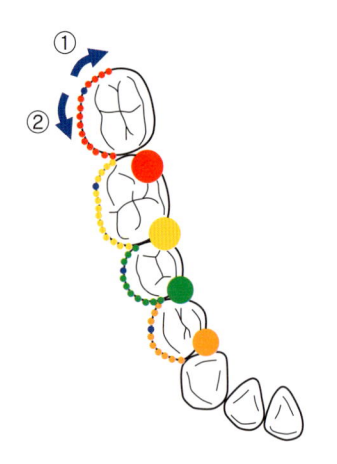

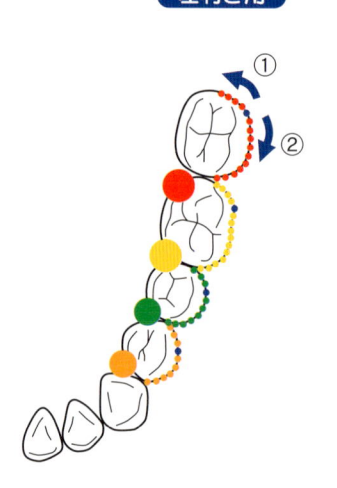

図 5-2

探知ストロークの練習①

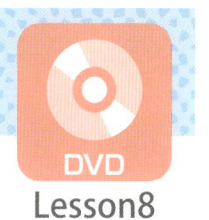

Lesson8

★鉛筆（ペン）とエキスプローラーを用意してください。

手首前腕運動（デジタル運動）＋ ピボット運動 ＋ 回転運動

Step1

①執筆変法で鉛筆（ペン）を持ってください。
②下の図の大きな赤いポイント●に利き手ではないほうの人差し指を置いてください。
③その指の上に固定指を置いてください。
④鉛筆（ペン）の先を遠心隅角の青いポイント●に置いてください。
⑤**手首前腕運動**と**ピボット運動**（P.96 参照）でリズミカルに青いポイント●の遠心隅角〜遠心へ、リズミカルにタッチして移動してください。
⑥動きに慣れてきたら、再度鉛筆（ペン）の先を遠心隅角の青いポイント●に置いてください。
⑦**回転運動**（P.84 参照）を加え、鉛筆（ペン）で回転させながら、ストロークを行います。

回転運動の point

鉛筆（ペン）での練習では、鉛筆（ペン）が回転していることを確認してください。

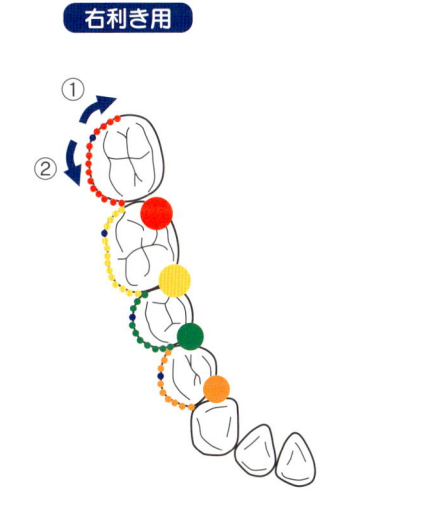

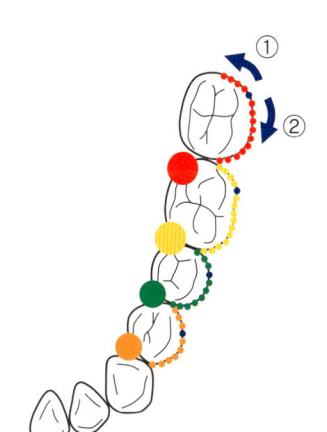

右利き用　　　　　　　　左利き用

図 5-3

ストローク方程式

CHECK Step2

①執筆変法でエキスプローラーを持ってください。

②Step1の⑤と⑦を同時に行います。青いポイント●の遠心隅角〜遠心へリズミカルにタッチして移動してください。

※エキスプローラーの先端の背面を必ずポイントにタッチするように動かしてください。

回転運動のpoint

　エキスプローラーの練習では、作業端を遠心へ回転させるときは遠心に、近心へ回転させるときは近心に向けてください。

③青いポイント●に戻り、遠心隅角〜近心へ赤いポイント●をリズミカルにタッチして移動してください。

④何度か往復して動きを確認しましょう。これが**探知ストローク**です。エキスプローラーの把持は、できるだけ力を抜いて行いましょう。

⑤慣れてきたら同様に他の色も行いましょう。

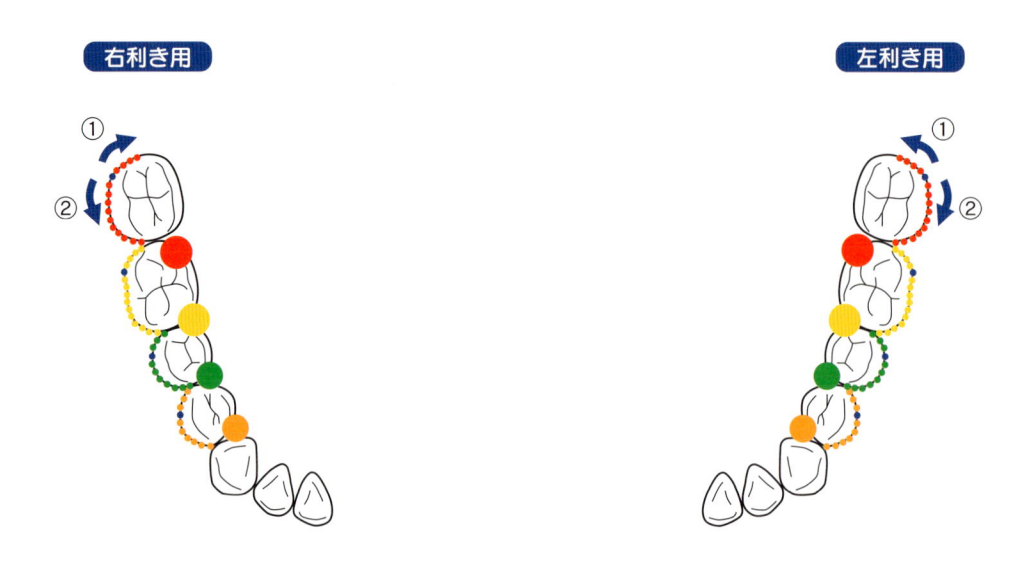

図 5-4

Lesson 探知ストロークの練習②

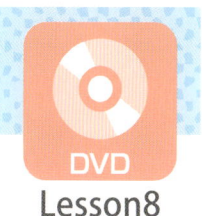

DVD Lesson8

準備するもの：
鉛筆（シャープペンシルでも構いませんが鉛筆のほうが練習しやすいです）、テストスティック、マニキュア、インスツルメント（滅菌済みか使っていないエキスプローラー、またはグレーシーキュレットスケーラー（#1～8のうち何番でも可））。

CHECK ☐ Step1

①利き手で鉛筆を執筆変法で持ちます。

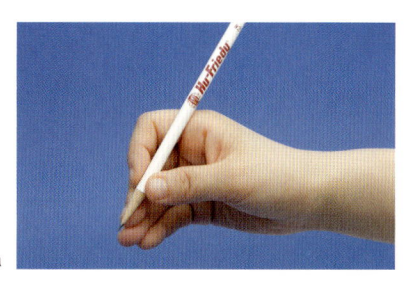

図5-5a

②利き手でない親指に固定指を置きます。鉛筆の先を爪の真ん中に置きます。

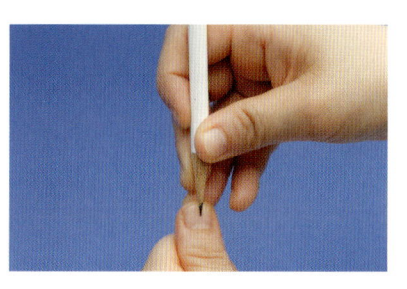

図5-5b

③最初に探知ストロークで、親指の爪の表面に上下のラインを書くように動かします。真ん中から左脇へ移動します。

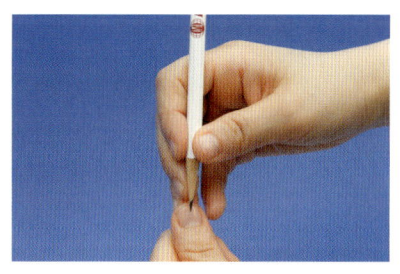

図5-5c

④左脇まで移動したら、真ん中に戻り、同様に右脇へ移動します。
※側方圧が加わらないため鉛筆の先端の移動距離が長くなります。

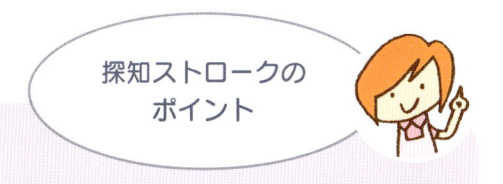

図5-5d

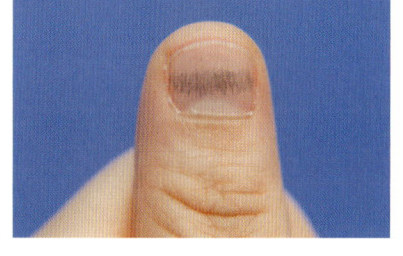

探知ストロークのポイント

探知ストロークは、長いストローク幅になります。ゆっくり行ってください。

ストローク方程式

99

☑CHECK Step2

①鉛筆の練習に慣れたら、キュレットスケーラーを使用します。テストスティックにマニキュアを塗ってください。

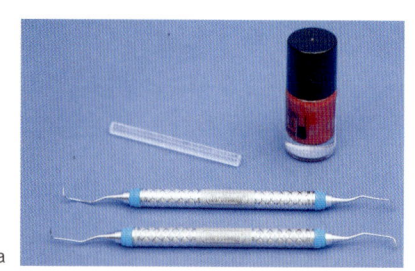

図 5-6a

②スケーラーを執筆変法で持ちます。

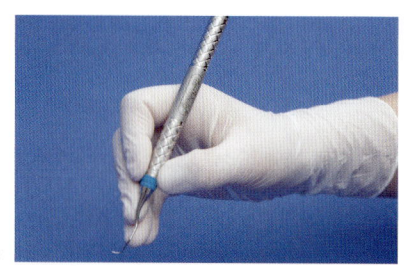

図 5-6b

③テストスティックに固定指を置きます。インスツルメント先端の側面をテストスティックの真ん中に置きます。

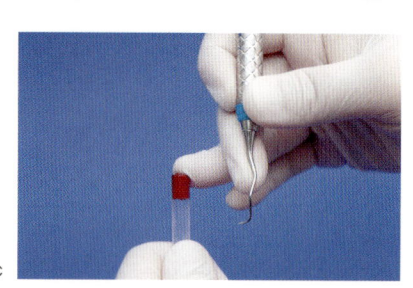

図 5-6c

④探知ストロークでテストスティックの表面を上下に動かします。真ん中から左脇へ移動します。**このとき、マニキュアがはがれないようにストロークをしてください**（探知ストロークは側方圧が加わりません）。

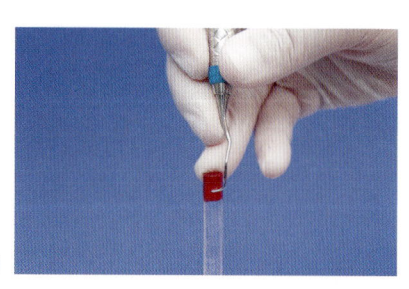

図 5-6d

⑤左脇まで移動したら、真ん中に戻り、右脇へ同様にストロークします。

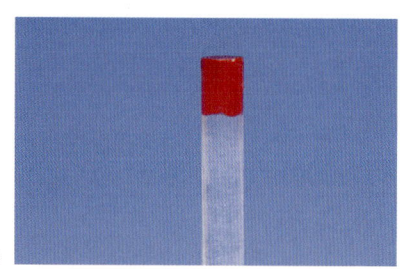

図 5-6e

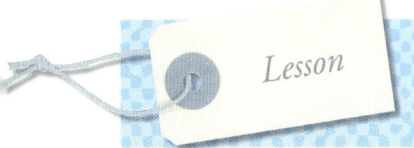

Lesson スケーリングストロークの練習

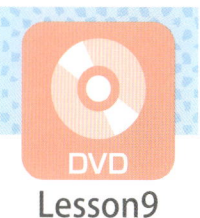

Lesson9

準備するもの:
　鉛筆（シャープペンシルでも構いませんが鉛筆のほうが練習しやすいです）、マニキュア（色は何色でも可）、テストスティック、インスツルメント（滅菌済みか未使用のグレーシーキュレットスケーラー（#1～8のうち何番でも可））

手首前腕運動（デジタル運動）＋ ピボット運動 ＋ 回転運動 ＋ 側方圧

CHECK　Step1

①利き手で鉛筆を執筆変法で持ちます。

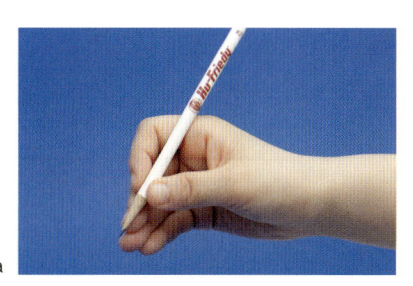

図5-7a

②利き手でない親指に固定指を置きます。鉛筆の先を爪の真ん中に置きます。

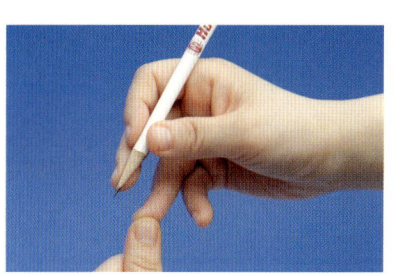

図5-7b

③次に側方圧を加え、2～3回親指の爪の表面に上下のラインを書くように動かします。探知ストロークに比べ、側方圧を加えると短いストロークになり、親指の爪が白くなることが確認できます。

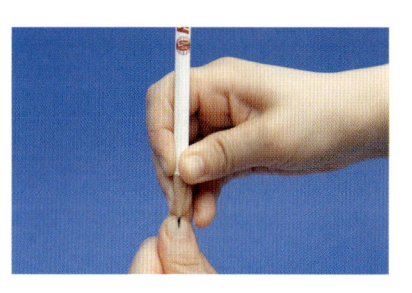

図5-7c

④続けて、側方圧を加えながら、真ん中から左脇へ移動します。

⑤左脇まで移動したら、真ん中に戻り、右脇へ同様に移動します。
※側方圧が加わるため探知ストロークに比べ、鉛筆の先端移動距離が短くなります。
P.99の写真（図5-5d）と比較してみましょう。

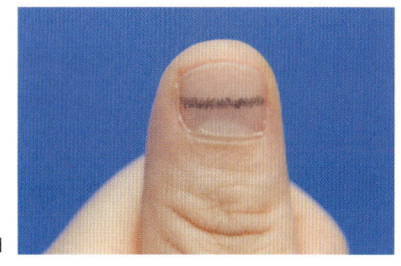

図5-7d

ストローク方程式

> **Step2**

①鉛筆の練習に慣れたら、キュレットスケーラーを使用します。テストスティックにマニキュアを塗ってください。

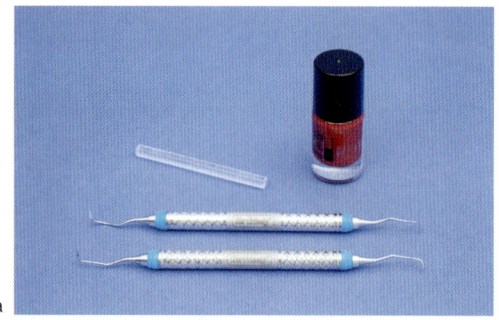

図 5-8a

②スケーラーを執筆変法で持ちます。

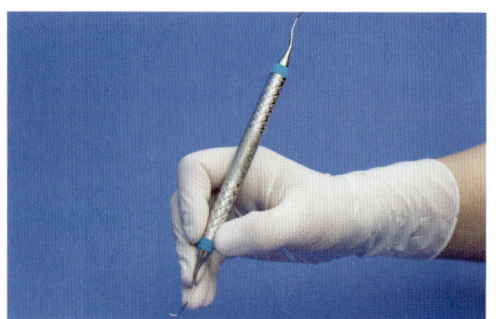

図 5-8b

③テストスティックに固定指を置きます。キュレットスケーラーの作業端をテストスティックの真ん中に置きます。作業端のトゥを左に向けます。

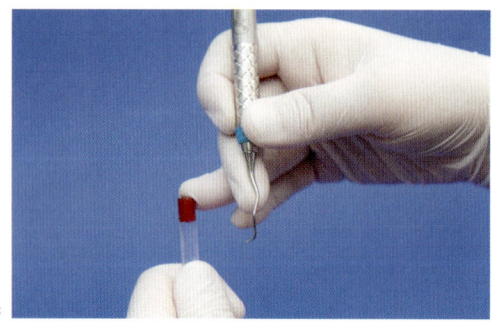

図 5-8c

④**側方圧**を加え、テストスティックの表面を上下に動かします。探知ストロークに比べ、側方圧を加えるとマニキュアがはがれることを確認します。テストスティックを傷つけない程度の力加減で真ん中から左脇へスケーリングストロークをしながら移動します。

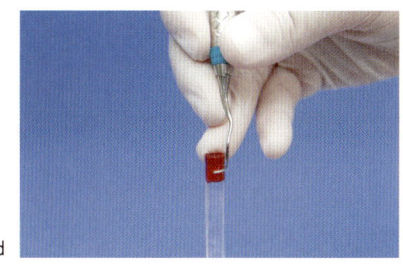

図 5-8d

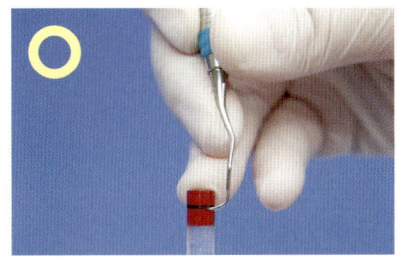

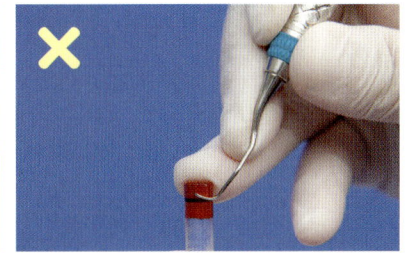

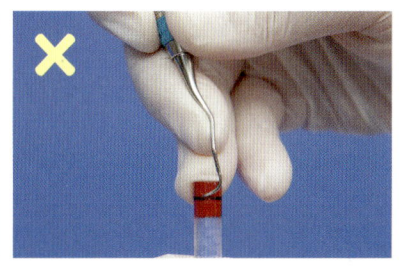

図 5-8e   図 5-8f   図 5-8g

point

第一シャンクをテストスティック（歯軸）に平行にすることで、トゥのサイドのカッティングエッジを適切に歯面に沿わせることができます。

⑤左脇まで移動したら、真ん中に戻り、作業端のトゥを右側に向け、右脇へ移動します。

※側方圧を加えるためマニキュアは削れます。安定したストロークになるよう均一に削れることが望ましいです。

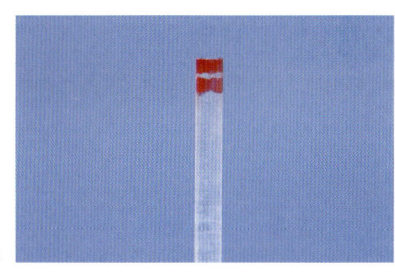

図 5-8h

ストローク方程式

May I help you?

何かお困りではないですか？

M's consulting
医療組織の考え方

歯科医院で大切なのは "真" のチーム医療です！

歯科医院評価は
1. 院長評価
2. 受付スタッフ評価
3. 環境評価
4. 助手評価
5. 衛生士評価
6. パートナー

の総合評価で構成

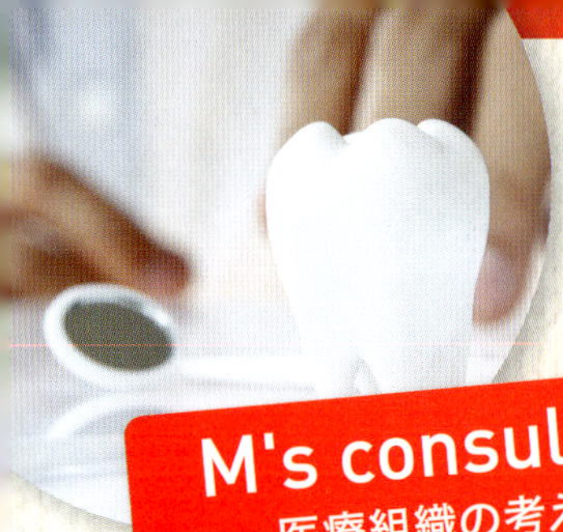

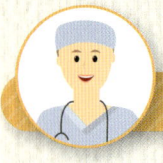

Mission → Essence

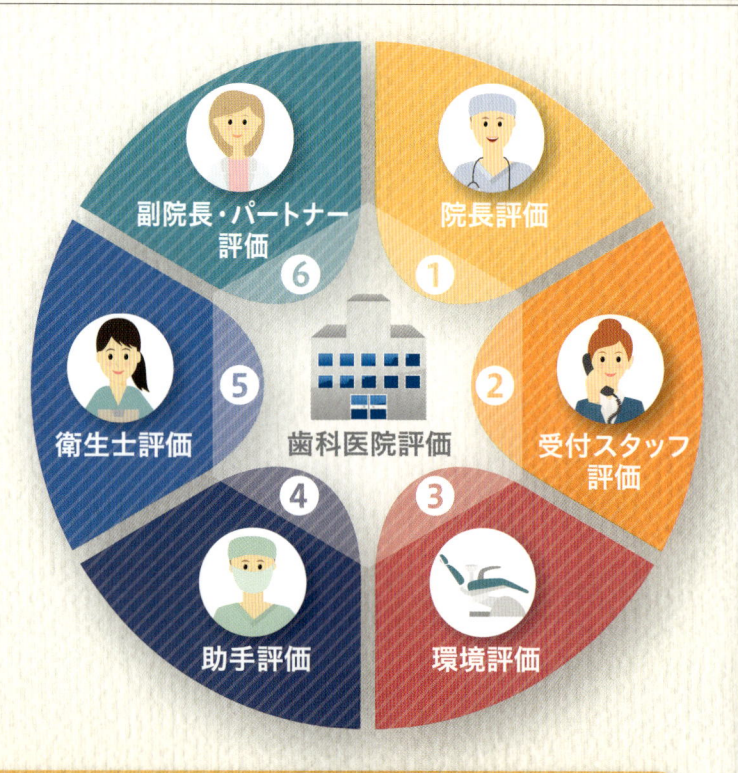

【円グラフ】
- 1 院長評価
- 2 受付スタッフ評価
- 3 環境評価
- 4 助手評価
- 5 衛生士評価
- 6 副院長・パートナー評価
- （中央）歯科医院評価

❶ 院長評価

医療人として歯科医師として経営者として10年先を見据えた時、どのようなチームを目指しているかが重要です。

- 歯科医師専門のライフプランの無料作成サービス 毎月2名限定
- 歯科医師・歯科衛生士の2名同時に行うダブルコンサル
- 患者満足度調査（覆面調査）

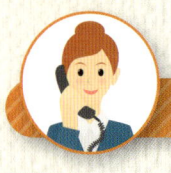

❷ 受付スタッフ評価

雰囲気だけでなく、常に心は温かく頭は冷静に判断応対できる能力が必要です。

- 受付応対・電話応対コース
- 来院予約を増やす動画作成サービス
- 患者満足度向上接遇サービス

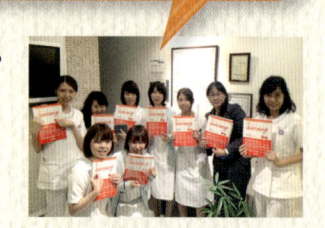

H・M's Collection (Since1994)

有限会社エイチ・エムズコレクション　〒130-0026 東京都墨田区両国4-27-12

◆ 代表取締役　濵田 真理子
◆ 取締役副社長　北原 文子
◆ スタッフ7名・登録者211名（2015年1月現在）

医療機関のなりたい姿を具体的に形にして叶えるお手伝いをしています。
President : Mariko Hamada

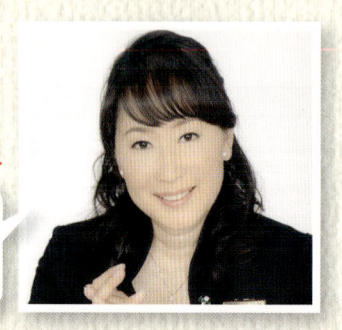

H.M's collection・濱田真理子・北原文子・福田知恵子・安川裕美・藤森直子・栂安亜紀・岡安紀子・阿部田暁子・・・
この名前とどこかで接点はございますか？
業界の縁の下のお仕事を続けて22年（Since1994）実はどこかでお会いしているかもしれません。
人財育成分野・チーム医療分野・スタッフ問題で不安な状況が3か月以上続いたら、まずは弊社へご連絡下さい。

❸ 環境評価　～選ばれ続ける歯科医院の文化づくりのお手伝いをします～

患者さんの視点で"安心・信頼・自慢できる"医院づくりを目指します。

- 歯科医院訪問診断コース
- Care専門スマホサイト作成サービス
- 患者さんの紹介が増える口コミ名刺作成サービス

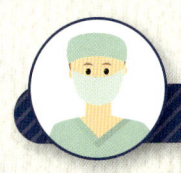

❹ 助手評価　～自己流から一流の基礎を習得するコースです～

ムリ・ムラ・ムダのない笑顔・communication・介助を目指したノウハウや
安定したスキルをサポートします。

- スタッフ教育マネジメントコース
- アシスタントスキルコース

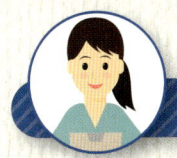

❺ 衛生士評価　～自己流から一流の基礎を習得するコースです～

予防・専門職分野を強固に育てると共に、仕事で評価される仕組みづくりをサポートします。

- 基礎力養成コース
- ケアゾーン構築システム
- スキルバージョンアップコース

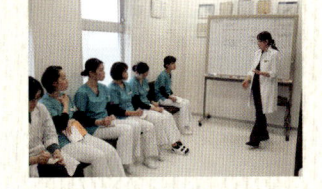

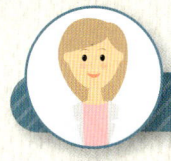

❻ 副院長・パートナー・奥さま

経営者の右腕となるために必要なHOW TOをお教えします。

- 電話コンサル
- スカイプコンサル・ミーティング
- 対面コンサル

※コース一部紹介、その他各種ご用意しております。

お問い合わせはこちら

📞 **03-3846-7611**
AM10:00～17:00（平日）

人材開発・人財育成・院内研修はコンサルティング事業部宛
✉ **info@m-dental.com**

ケアメニュー・ケアゾーンの立ち上げ研修は
🔗 **http://www.m-dentalcare.com**

ケア事業部宛
✉ info@m-dentalcare.com

別冊 歯科衛生士 THE JOURNAL OF DENTAL HYGIENIST

自分の成長を実感しながら学べる、新人歯科衛生士のバイブルとなる一冊!

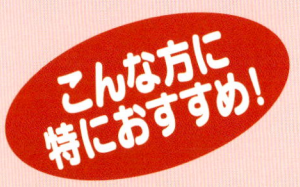

こんな方に特におすすめ!

◆ 身近に教えてくれる先輩や先生がいない!

◆ 器具の選択やインスツルメンテーションがわからない!

◆ 何を勉強して、どうトレーニングをつめばいいのかわからない!

- プロービング検査、インスツルメンテーションなどの一連の歯周治療のステップを14項目に分け、1つ1つ独習できるよう構成

- 写真を多用し、ビジュアルで理解しやすい誌面

- さらに勉強を進めるための推薦書や自分の業務を振り返るチェックシートつき

はじめてチェアサイドに立つときに役だつ

歯周治療独習ノート

患者さんの前で戸惑わないための14ステップ

【監修・執筆】
小林 明子

【執筆者】(50音順)
大住 祐子／貴島佐和子
杉原 則子／田島菜穂子
中村 映子 ほか

● サイズ:A4判変型　● 144ページ　● 定価:3,675円(本体3,500円・税5%)

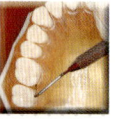

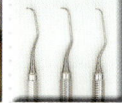

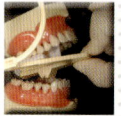

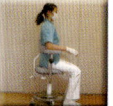

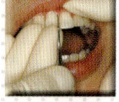

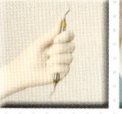

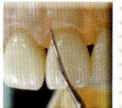

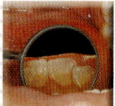

クインテッセンス出版株式会社
〒113-0033　東京都文京区本郷3丁目2番6号　クイントハウスビル
TEL. 03-5842-2272(営業)　FAX. 03-5800-7592　http://www.quint-j.co.jp/　e-mail mb@quint-j.co.jp